BKS IYENGAR

GURUJI UWACH:

訳者より

励ましの言葉、あったかい言葉、厳しい言葉──言葉には相手の気持が込められ、生命が宿っています。しおれた花が息を吹きかえすように、何気ない一言が生きる希望を与えてくれることも……。「言霊」と呼ばれるゆえんです。

さて、生来のんびり屋の私は、いつも何かの事情で条件の悪い方悪い方へと遠回りするハメに（まったく要領が悪いんだから)。自己嫌悪で固まっているときに救われたのが次の言葉です。

The hardest road is the surest and the shortest one.
困難な道こそ、確実で最短の道である。

どうやら言葉には、視点をポジティヴに変えてくれる働きがあるようです。

108の言葉がおさめられたこの本には、グルジーの「魂」があり、「愛」があり、「人生の知恵」があります。私たちは言葉の重さを知ってこそ、相手を思いやり、「沈黙」する大切さをも学べるのかもしれません。

悩める生徒たちに耳を傾けアドバイスをしてきてくださったグルジー。今回アイアンガーヨガ独特の表現を翻訳するにあたりご協力してくださったケイ・パリー先生、原地隆氏に心から感謝します。

この本の珠玉の言葉が、皆さまの生きる力となり、心の友となりますように。

柳生直子

B.K.S. Iyengar

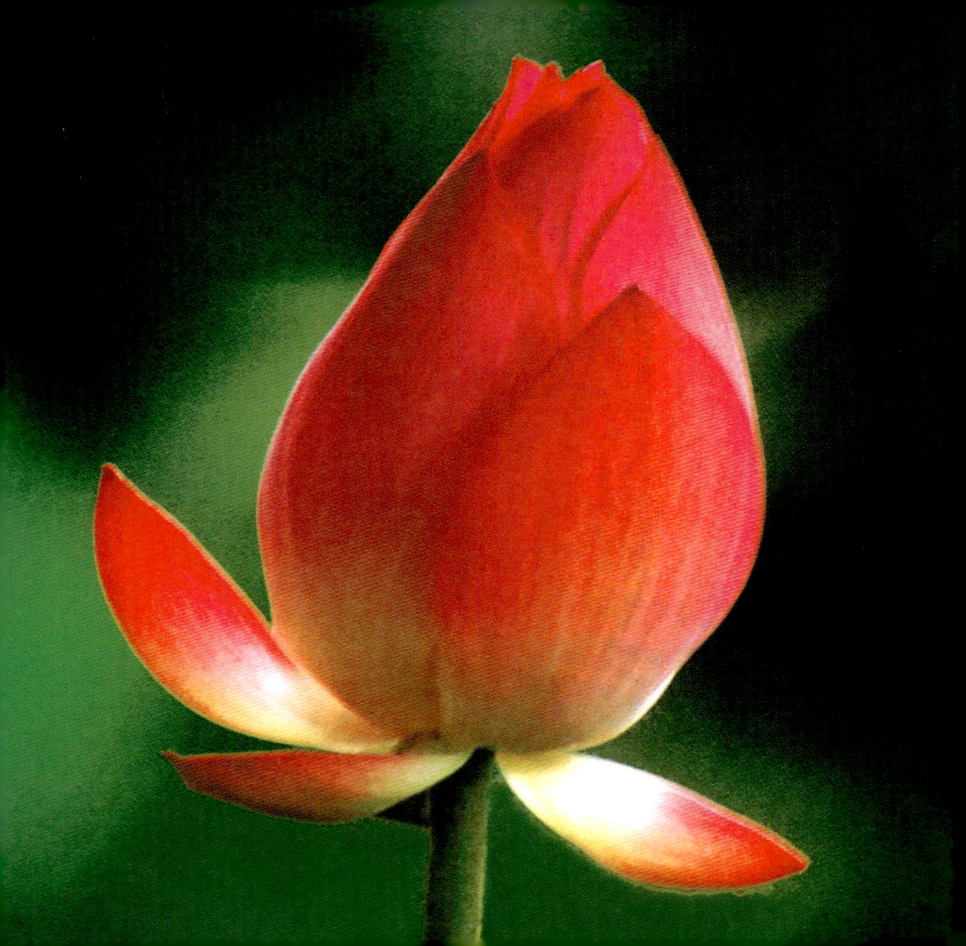

ヨガは音楽のようである。
身体の刻むリズム
心の奏でるメロディ
そして魂のハーモニーが
生命のシンフォニーを創り上げる。

ヨガは
心の平和、
静謐、歓喜の扉を開く
黄金の鍵である。

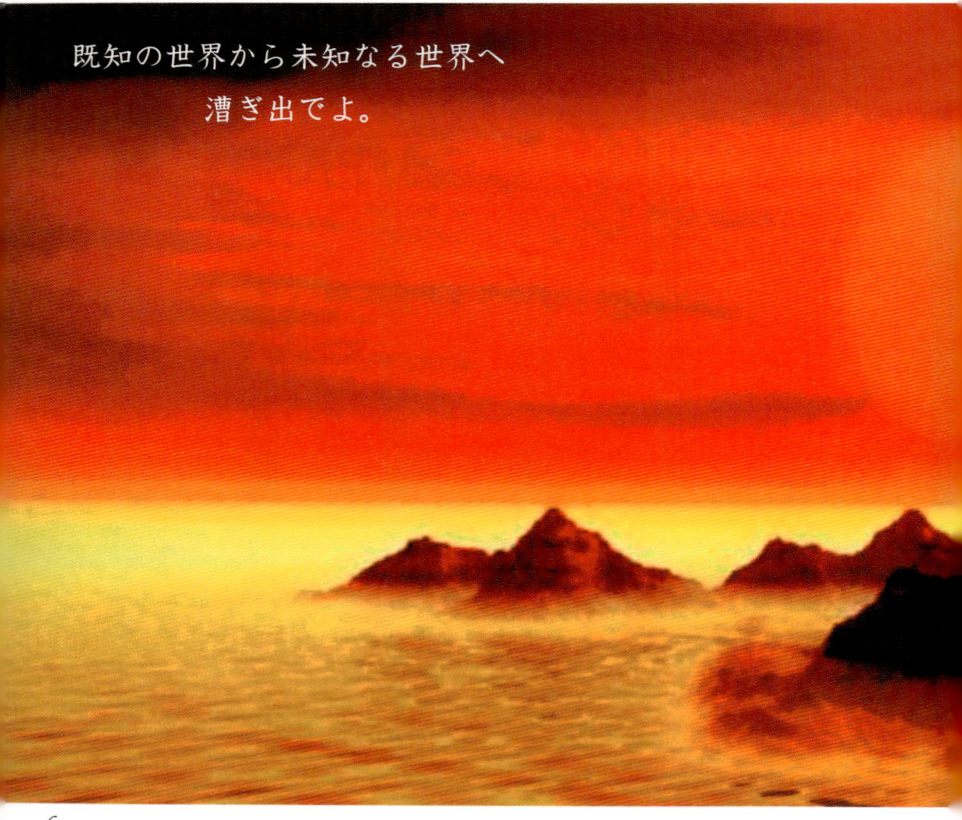
既知の世界から未知なる世界へ
漕ぎ出でよ。

漠とした未来に生きるなかれ。
実在する今を生きよ。

アサナにおいて
行為と静寂は
相伴うべきものだ。

物事の本質が
見抜けなければ、
心の平安は
訪れないだろう。

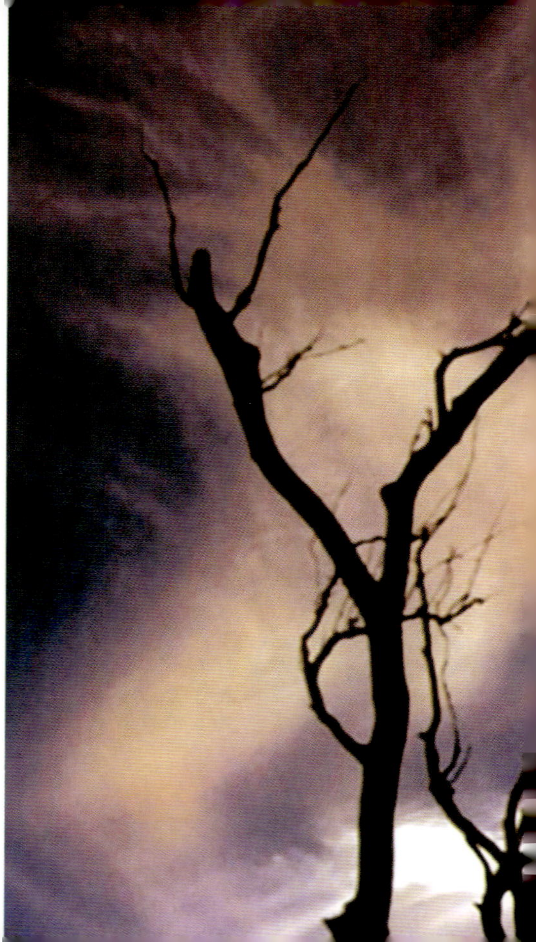

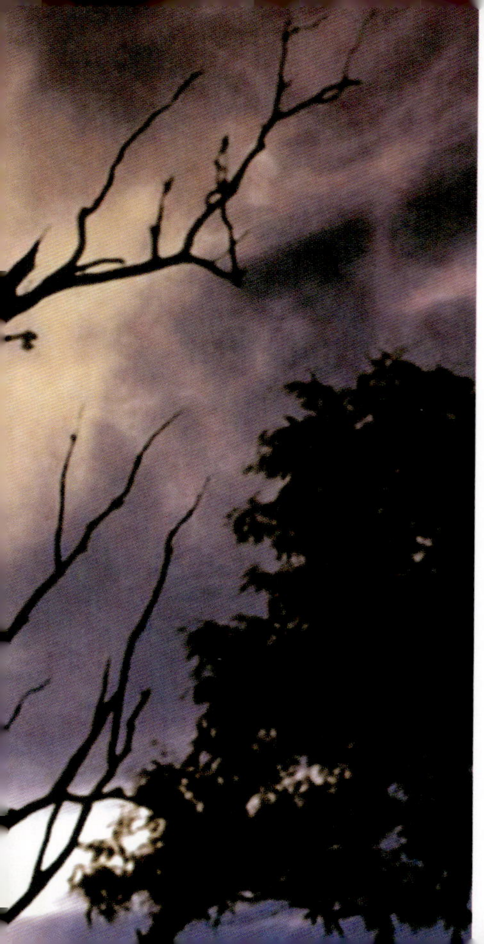

真心がない知性は
貧しい知性である。

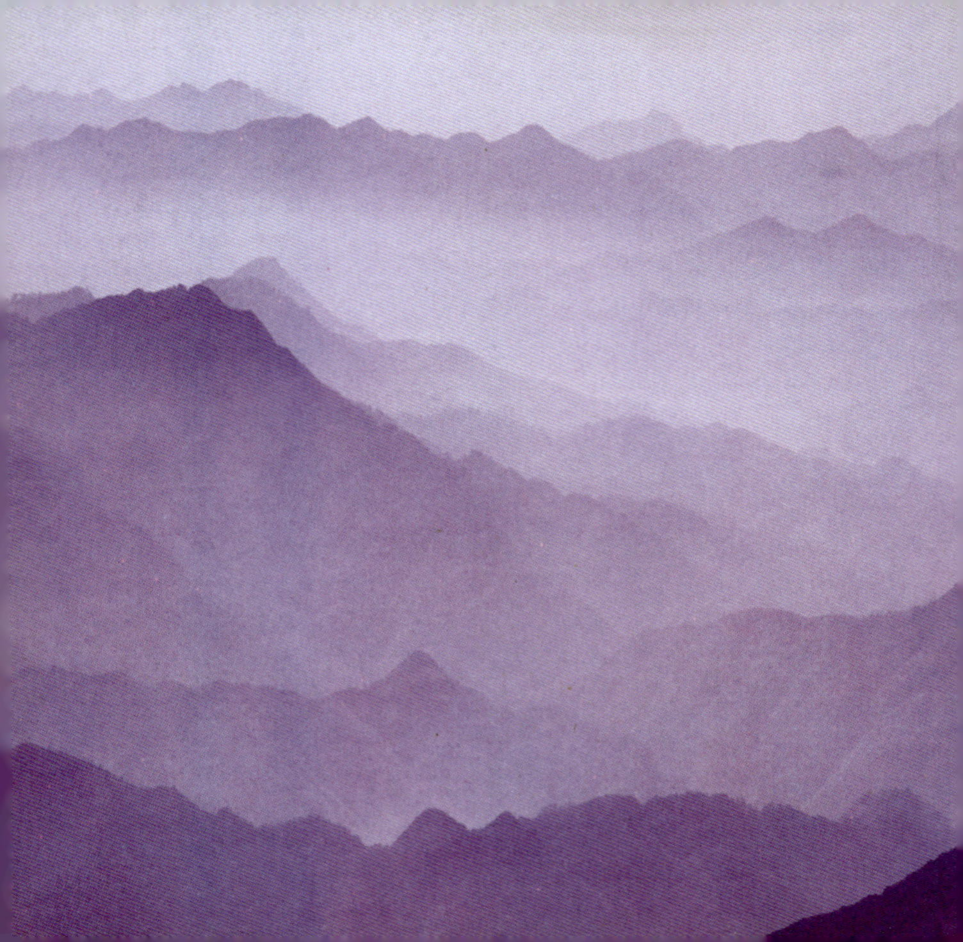

私たちは肉体と精神と魂を分けて考えたがる。
だが、肉体がどこで終わり精神がどこから始まるのか、
精神がどこで終わり魂がどこから始まるのかは、
誰にも見当がつかない。
それらは知性の糸で織り合わされ、
密接に関わり合っているのだ。

アサナは
私たちをたんなる肉体の〈気づき〉から
魂の〈気づき〉へと導き、
変容させてくれる。

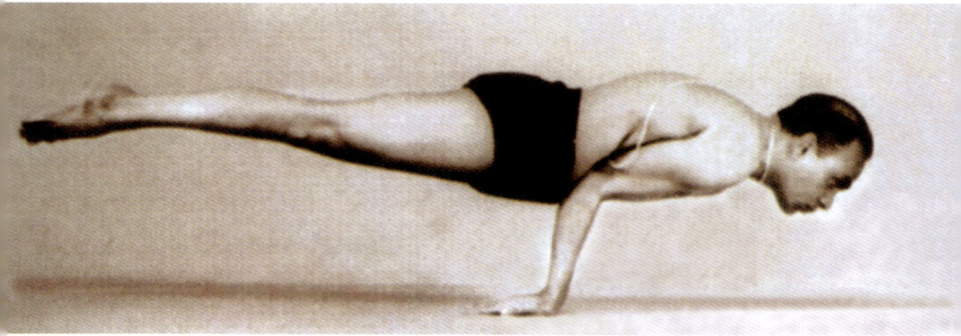

健康とは、
身体の不調や心の迷いが消え
身体と心と魂が調和して生み出される
繊細なバランスである。

身体は魂の子どもである。
しっかりと育みなさい。

強靭な身体、
安定した心、
明晰な思考の状態を健康という。
鏡に一点の曇りもなければ姿がよく映るように、
健康とは人を映し出す鏡のようなものだ。

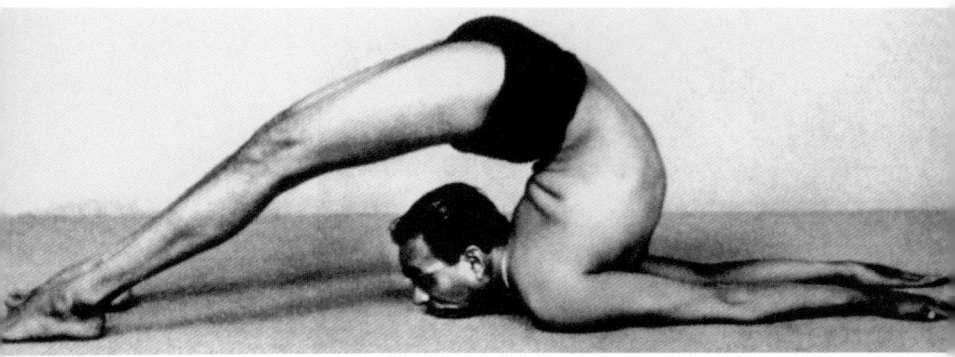

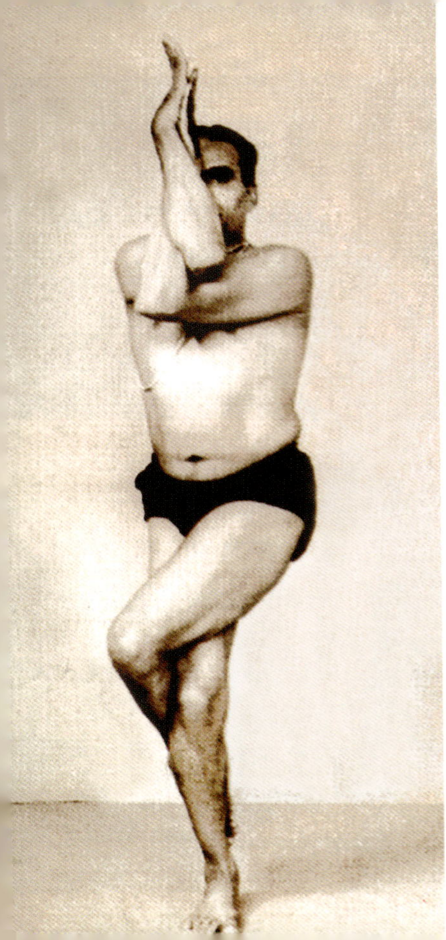

〈気づき〉を伴ったアサナの練習を
怠らずに継続して行いなさい。
そうすれば立派な成果が
得られるだろう。

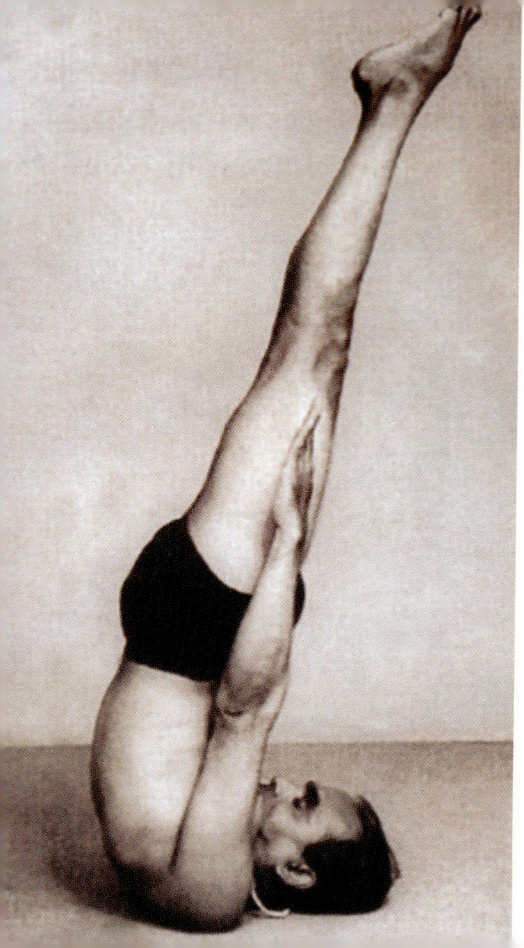

アサナを練習しているとき、
あなたは同時に
心身を整える芸術も
学んでいる。

ヨギにとって身体とは
飽くなき探究を重ねる実験室である。

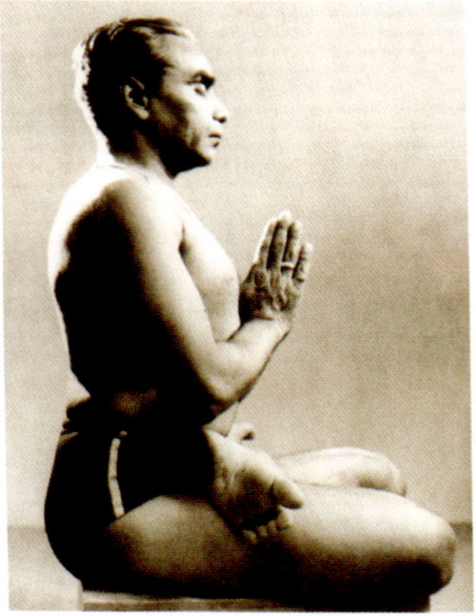

私たちが生まれながらにもっている財産、
それが身体である。
だが多くの者は、それを十分に活用することがない。

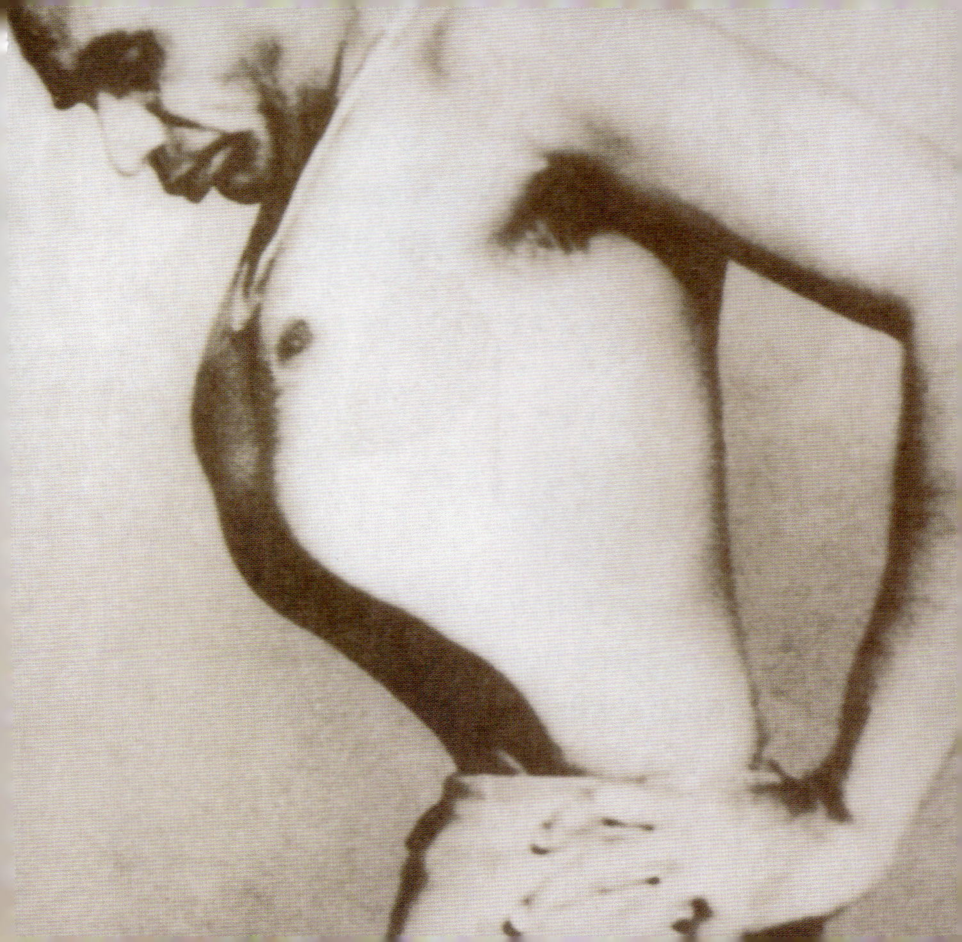

それが長く続くか、
表面に現れず断続的なものであるかは別にして、
痛みや悲しみはすべて無知に起因するものだ。

耐える必要のない苦痛を治す方法と
治せない苦痛に耐える方法を
ヨガは教えている。

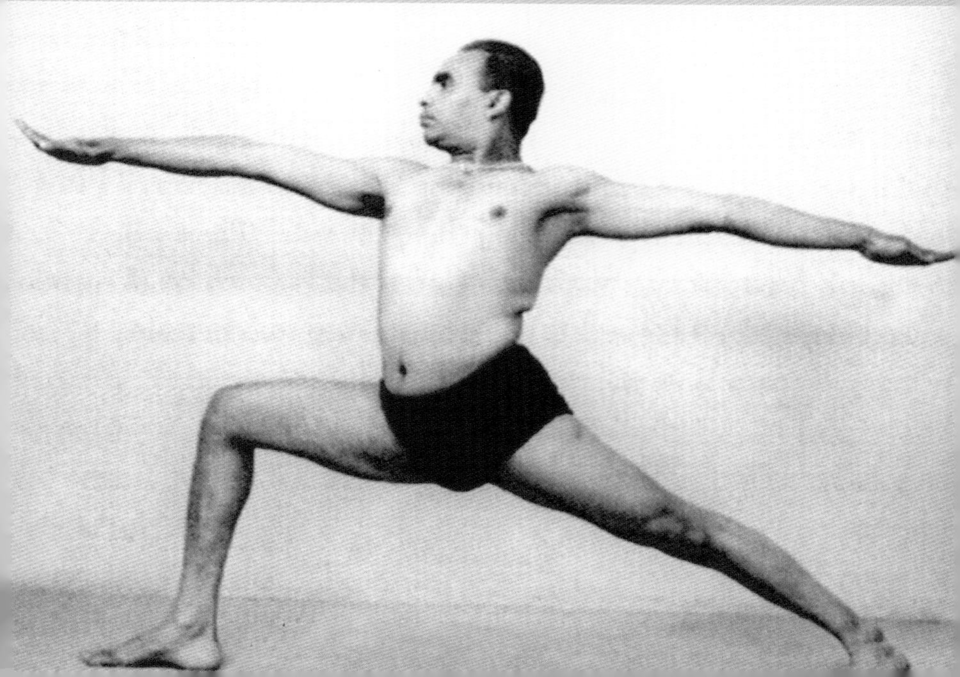

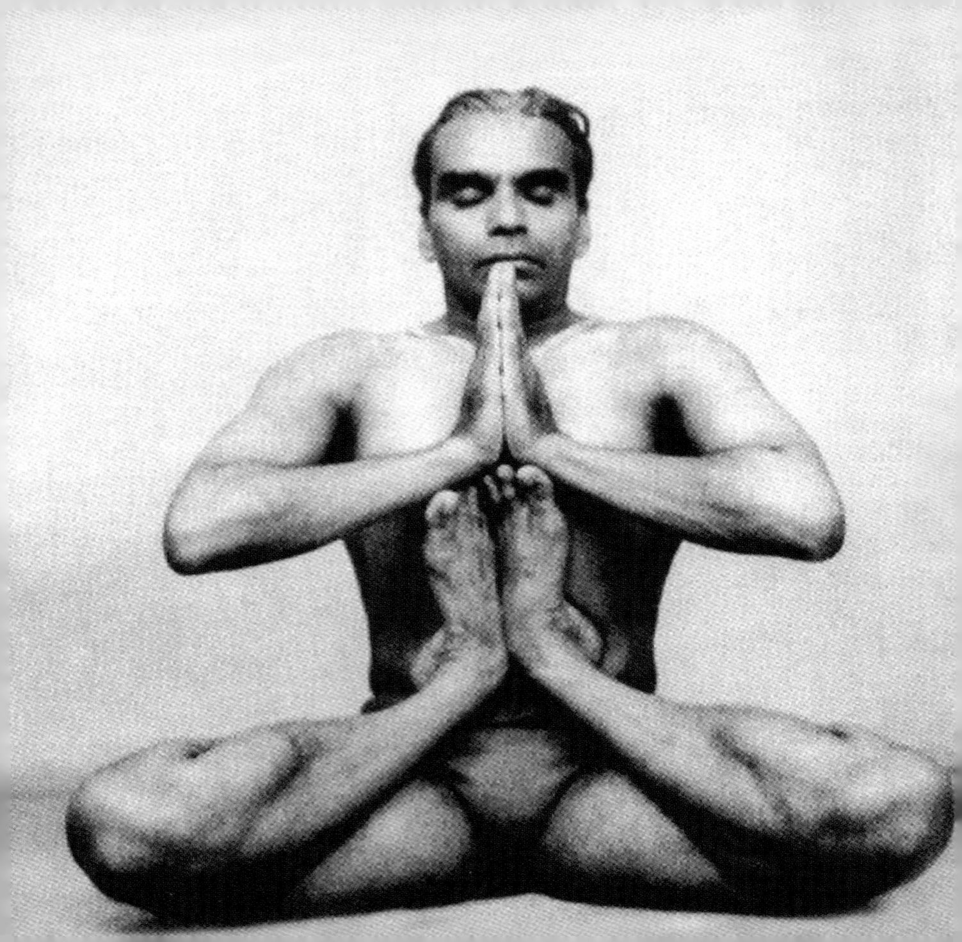

ヨガの修練をするときは、
頭にある知性ばかりでなく
心にある知性も働かせるべきだ。

ヨガが求めているのは、
何をしていても完全な〈気づき〉へと
あなたを導くことである。

自分を磨くためには、
まず自分がしていることに
夢中にならなければならない。

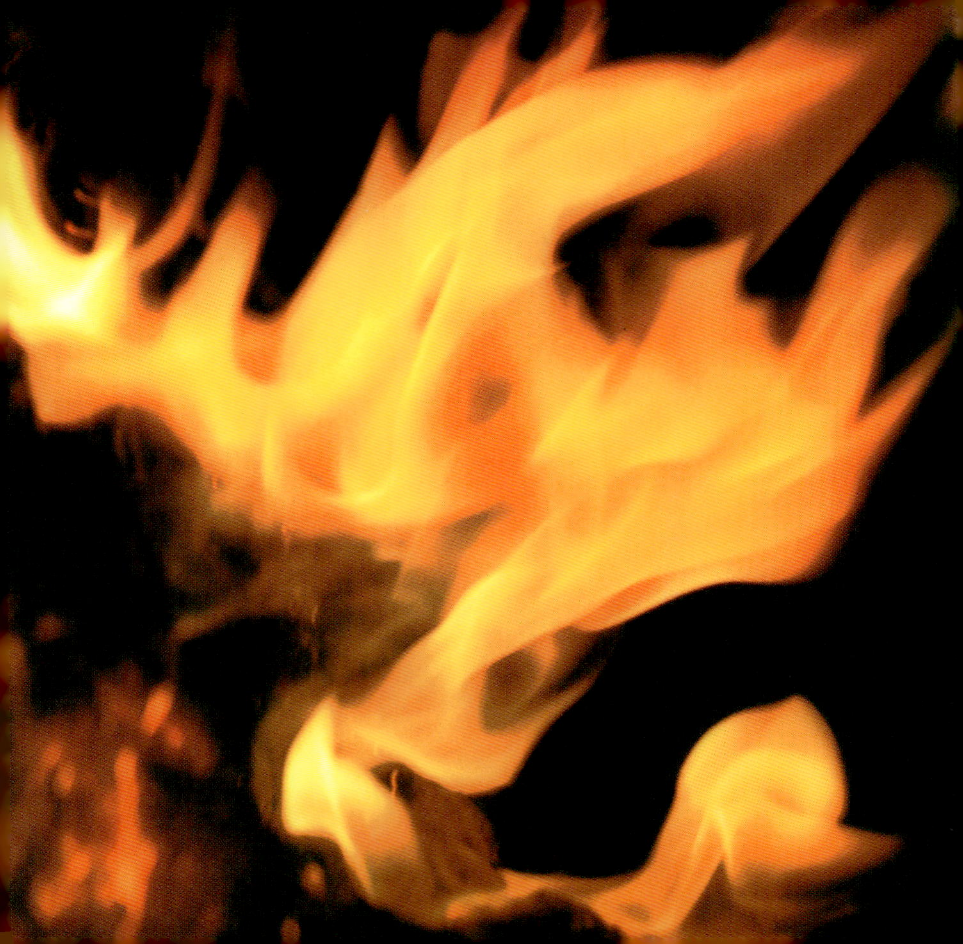

ヨガの規則正しい修練は
落ち着きと揺るぎなさをもたらし、
人生の嵐に立ち向かう支えとなる。

私たちはみな、
ヨガによって炎と変わる神性の片鱗を
内に秘めている。

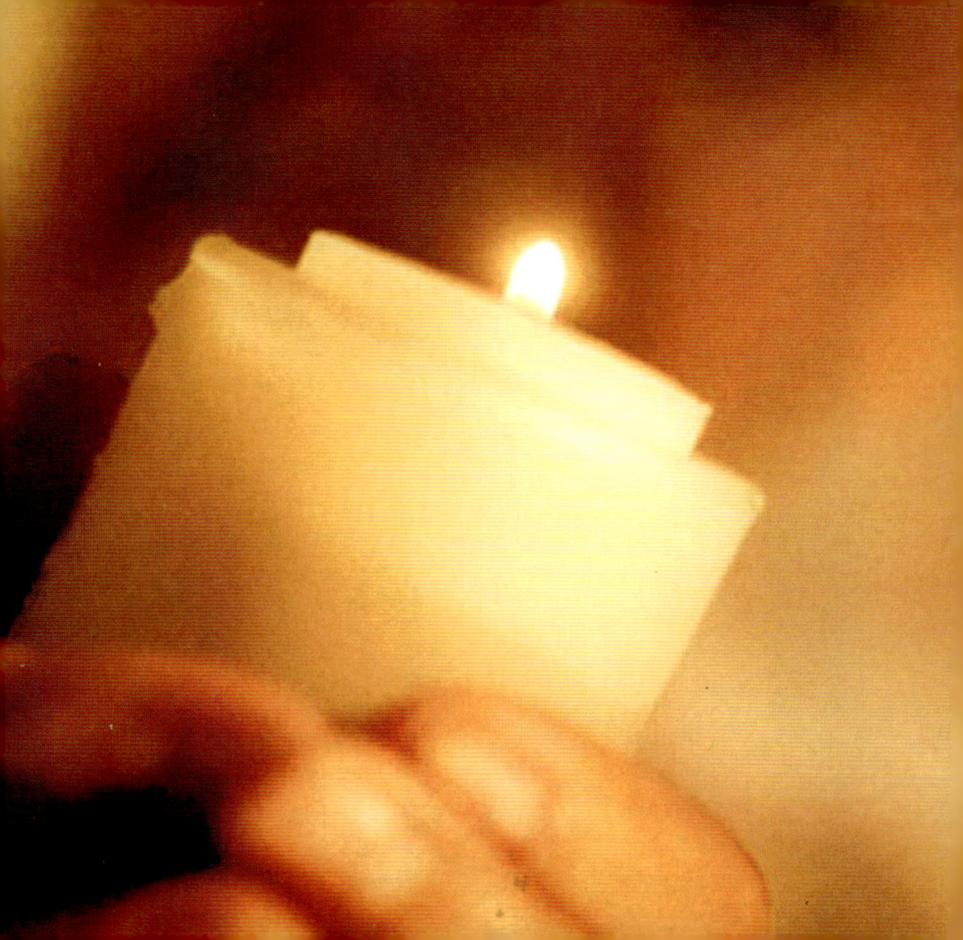

ヨガは一度灯すと
いつまでも輝きを失わない光である。
正しく実践するほど
その光は明るさを増す。

アサナを機械的に行ってはならない。
身体がよどむだけだ。

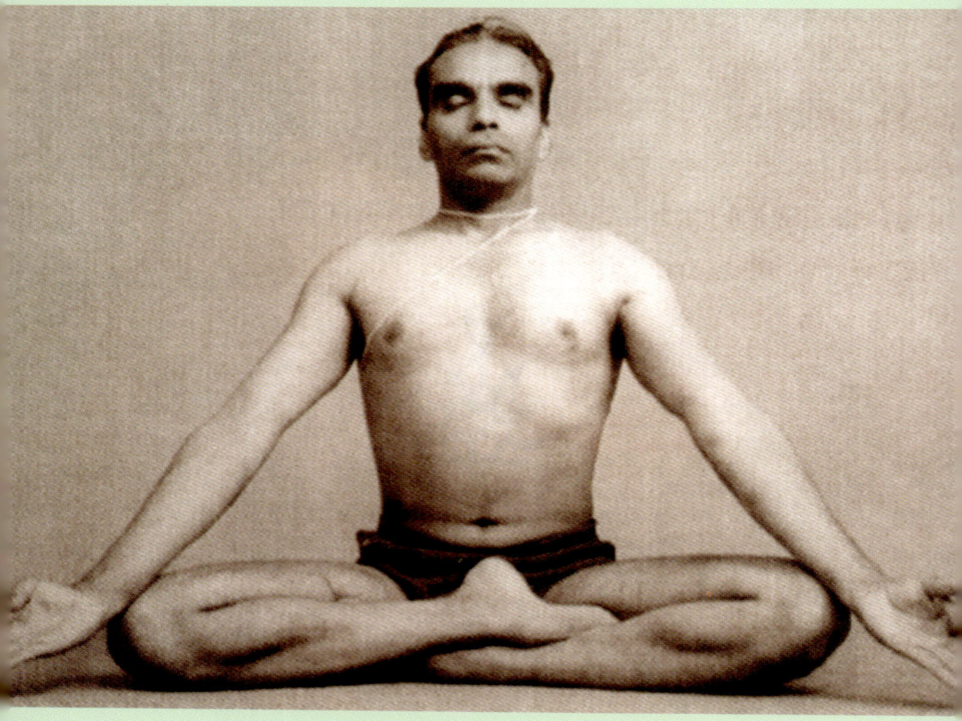

ヨガの修練がすむと
心は静寂になり、穏やかになる。

相反する欲求をもてば心は乱れる。
ヨガが目指すのは、その混乱を静めることだ。

あなたの身体は過去にあり
あなたの心は未来にある。
だがヨガを行うとき
あなたの心と身体はともに現在にある。

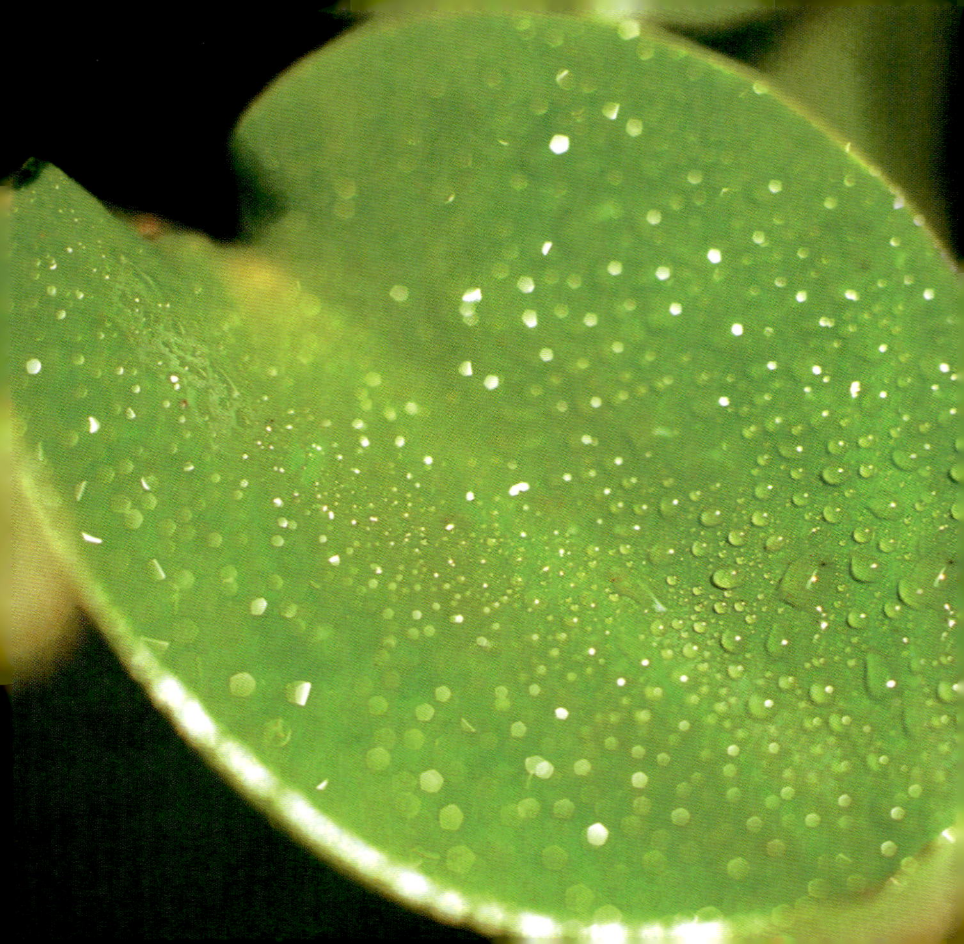

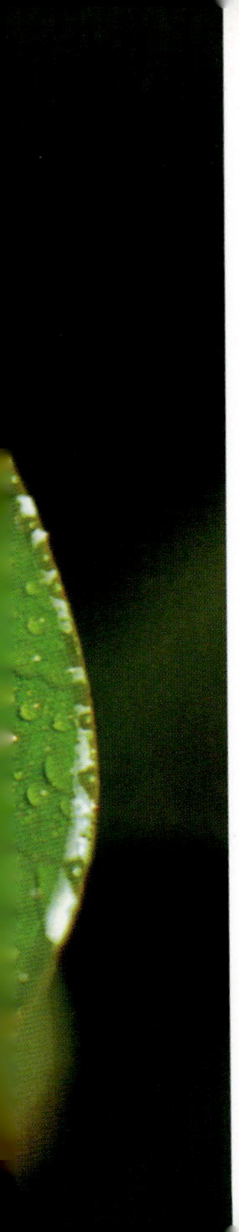

時を経て成熟した心は
いくつもの殻を脱ぎ捨て、
因習にとらわれない洞察力を身につける。

精神的なヨガとは
頭の知性だけでなく
心の知性をもともなうものである。

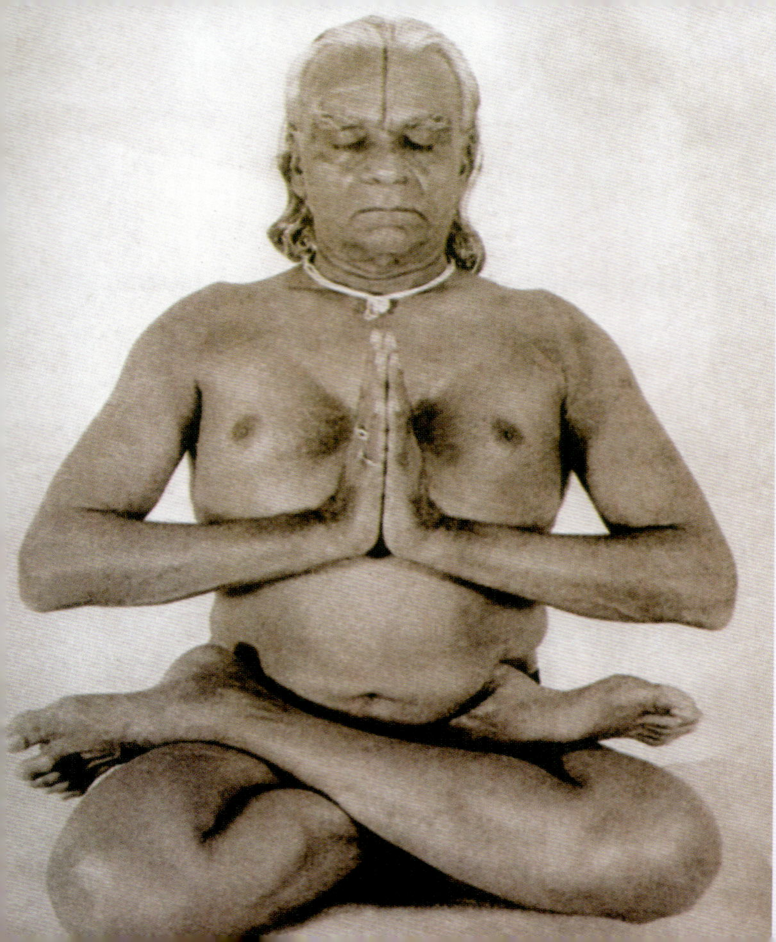

金細工師が金を精錬するように、
身体から不浄なものを取り除き
いつも清らかにしておきなさい。
そのとき内なる黄金が輝き始めるだろう。

身体はあなたの寺院である。
魂を宿すために純粋で清澄に保ちなさい。

身体は私の寺院であり、
アサナは私の祈りである。

アサナとは機械的に形づくるポーズではない。
思考をともない、
動きと相反する抵抗との狭間で
バランスがとれたときに体現できるのだ。

筋肉と皮膚の間にスペースを生み出すように
アサナを練習をしなさい。
そうすれば、細胞のひとつひとつがアサナと調和していく。

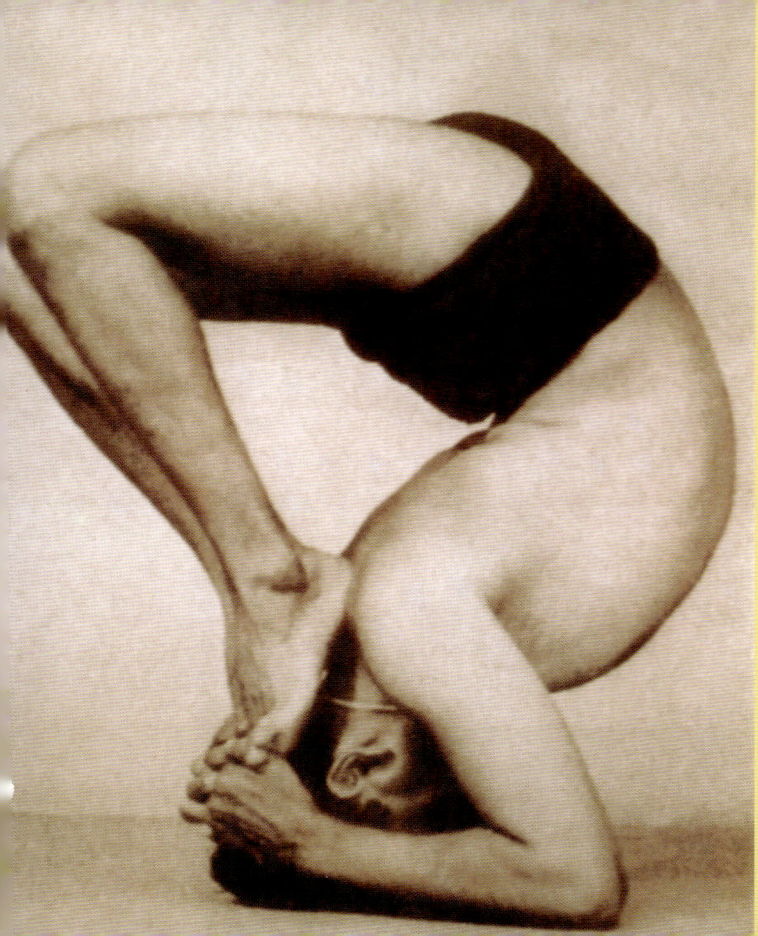

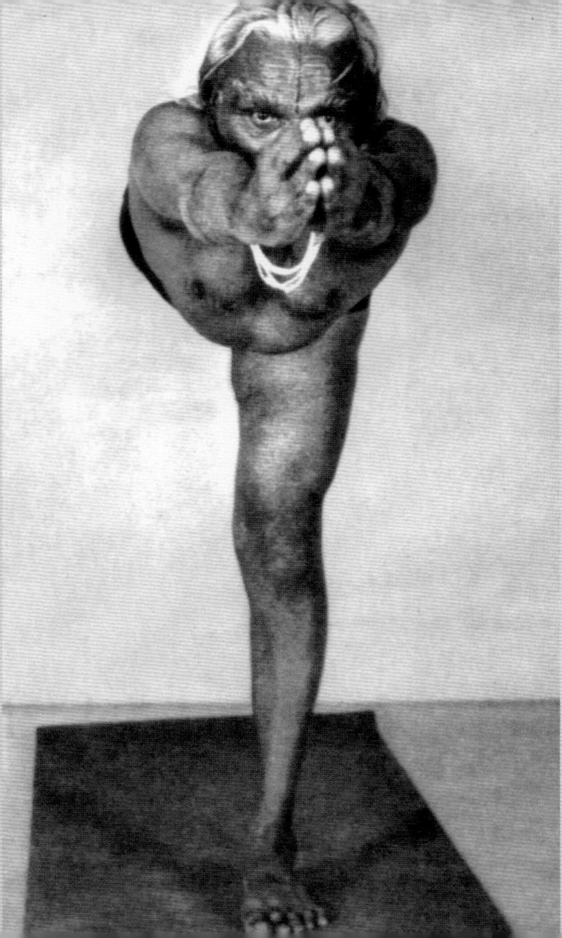

身体の動きと
頭脳の知性は、
互いに歩調を合わせて進みゆくものだ。

基本的なポーズであっても
深い思慮と〈気づき〉をもって練習をすれば、
身体と心と意識を一つにし
調和させることができる。

アサナは身体の各層に深く浸透していき、
最後には意識そのものに到達する。

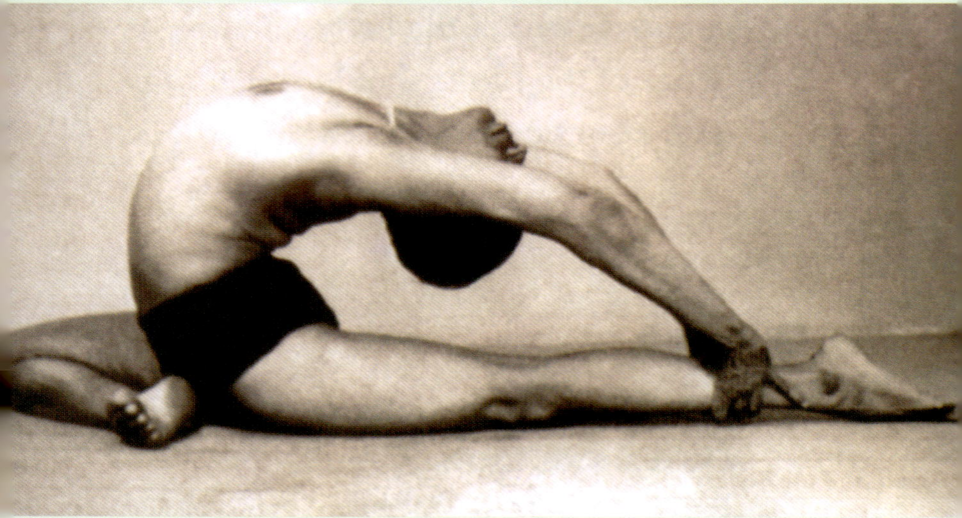

ヨガの真価を言葉で言い尽くすことはできない。
それは経験してはじめてわかるものだ。

アサナを行えば
身体だけでなく、心も健康で活発になる。

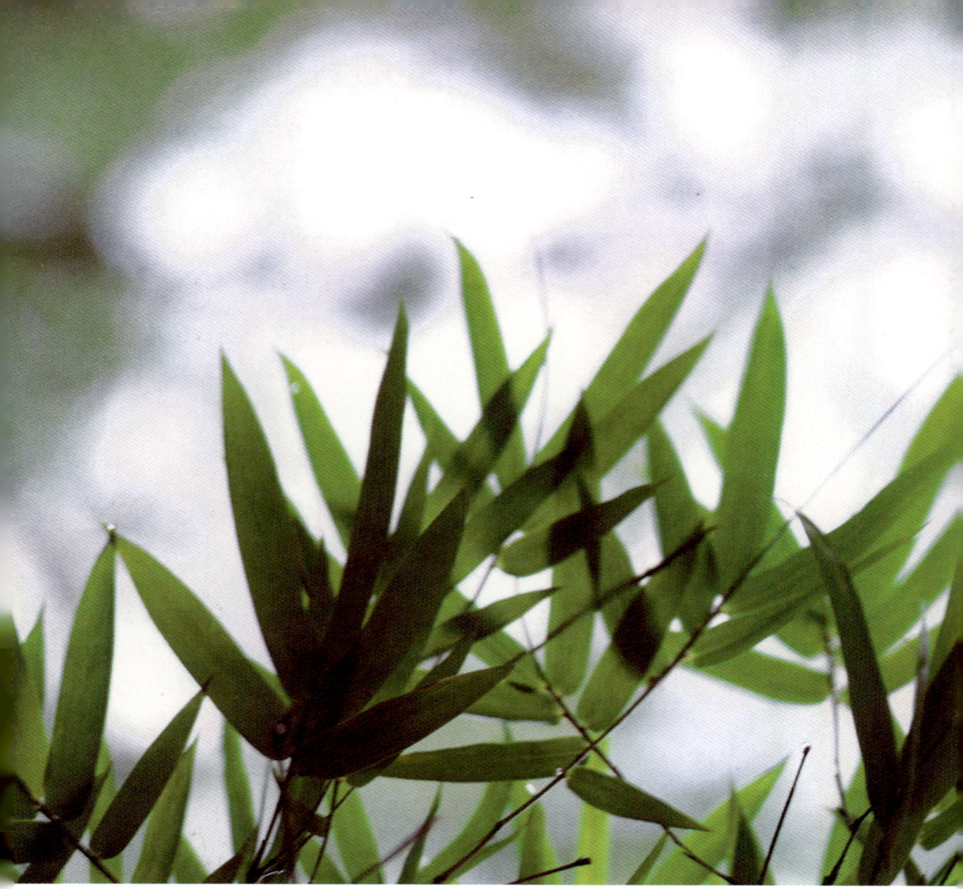

樹々の葉が風に吹かれ揺れるように、
あなたの心は呼吸とともに揺れ動く。

内なる意識が
身体全体に浸透していくのを感じなさい。
そうすれば、本来なら届くことのない
最も離れた部分にも
〈気づき〉を感じることができるだろう。

心が抑制され
静けさに包まれたとき、
そこにあるのは魂である。

規則正しく、
忍耐強く、
細心の注意で
ヨガの練習をすれば、
意識を安定させる礎になる。

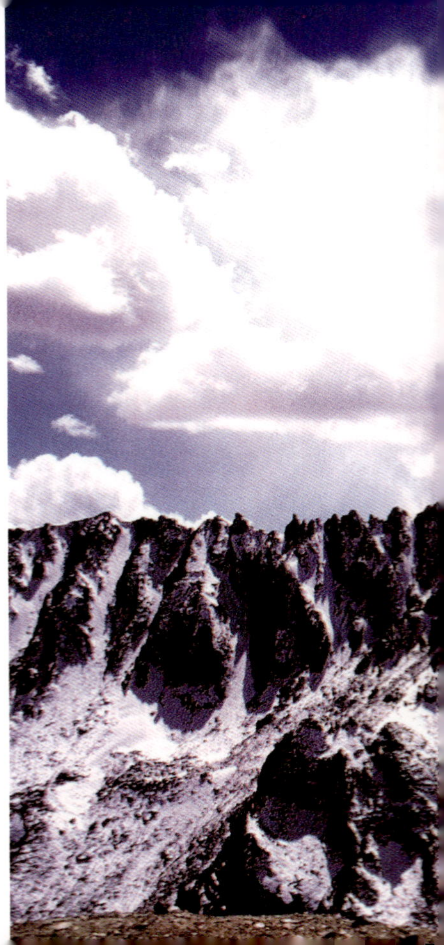

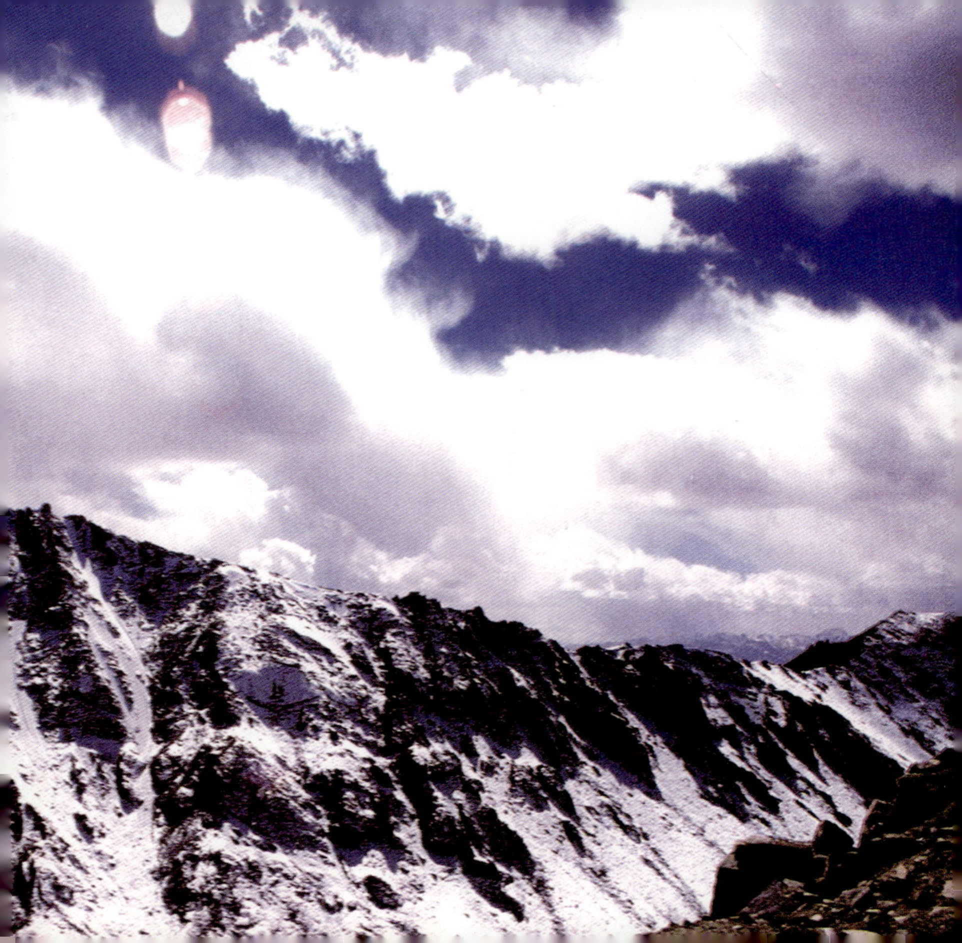

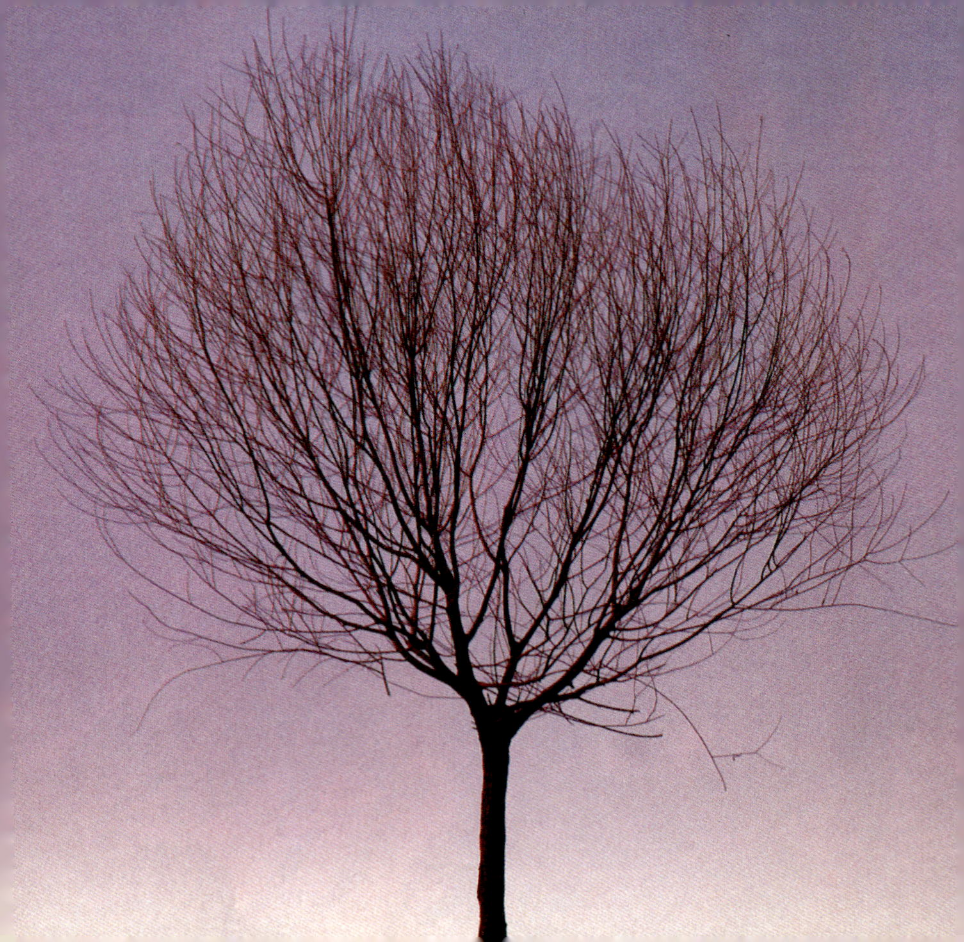

やすらぎは身体の表層から始まり、
やがて自身の存在の奥深くへと染み込んでいく。

ヨガとは、
私たち人間の小さな自我と
大きな宇宙とを結びつけるもの。

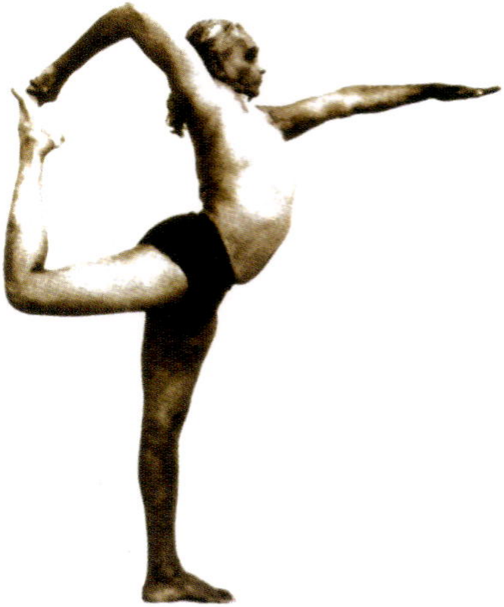

ヨギの繊細な意識は
足の裏から頭頂に至るまで
広がっているものだ。

健康な身体から
いびつな心は生まれない。

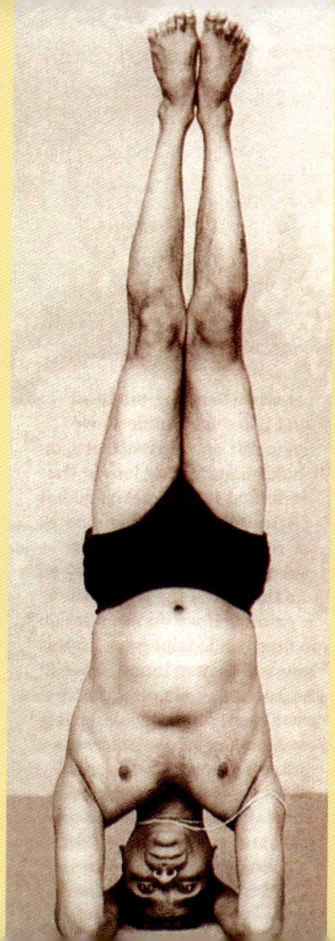

背骨をまっすぐ伸ばすことに
専念しなさい。
そうすれば
頭は明晰に働くだろう。

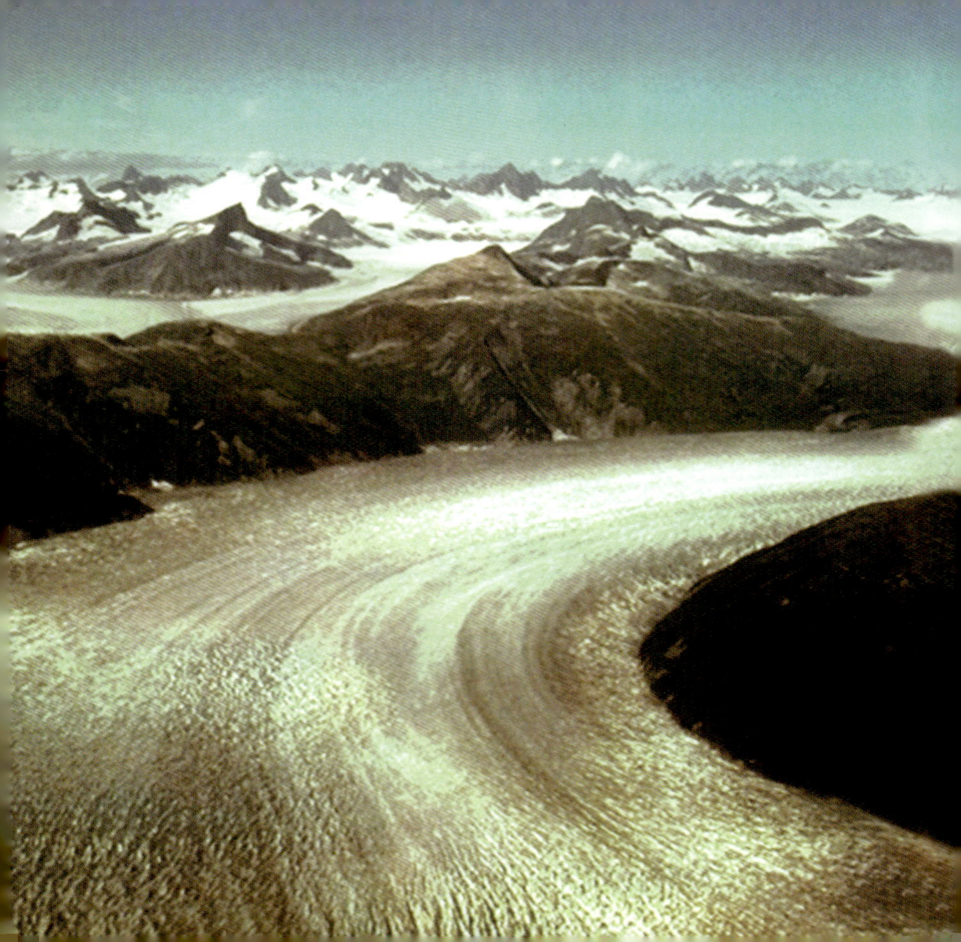

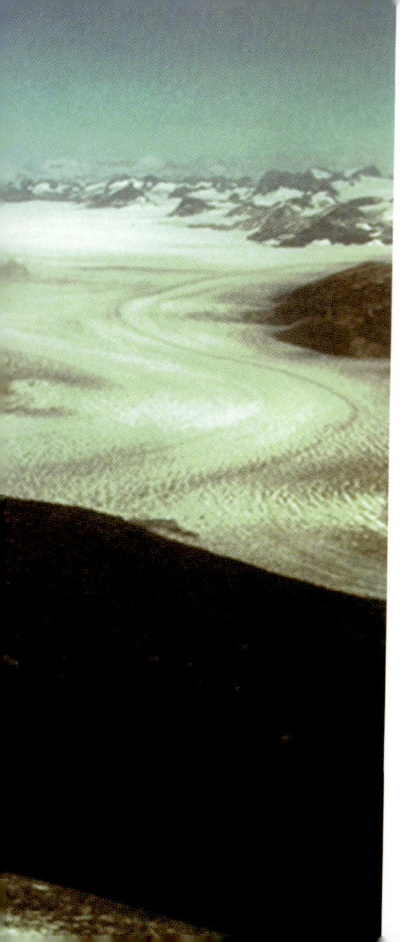

健康は
たやすく手に入るものではない。
汗を流してこそ得られるものだ。

困難な道こそ
確実で、最短の道である。

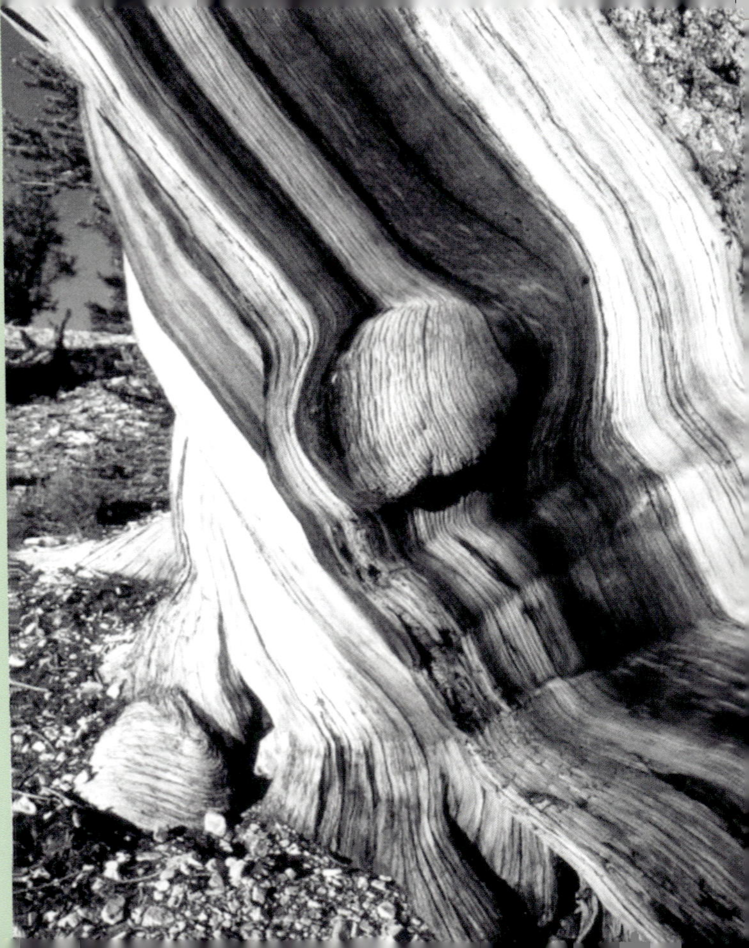

身体が安定してくると、人は成熟し
研ぎ澄まされてくる。

身体は弓、
アサナは矢、
射抜くべき標的は魂である。

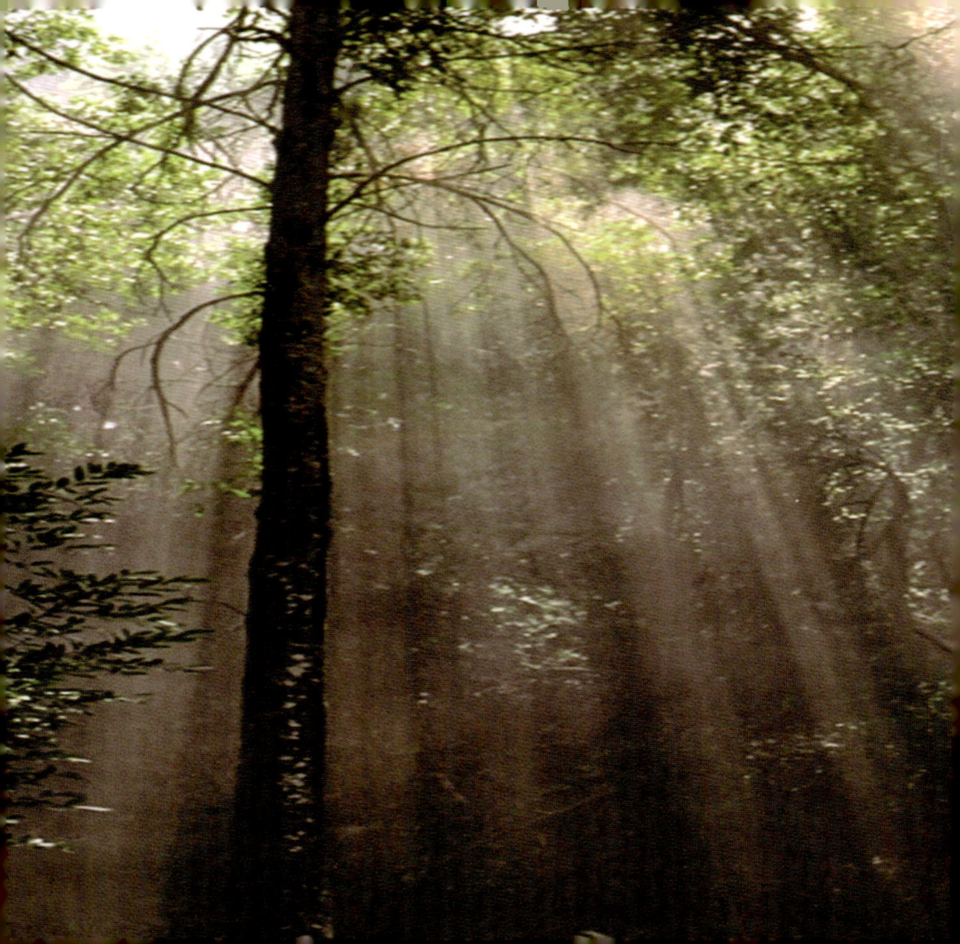

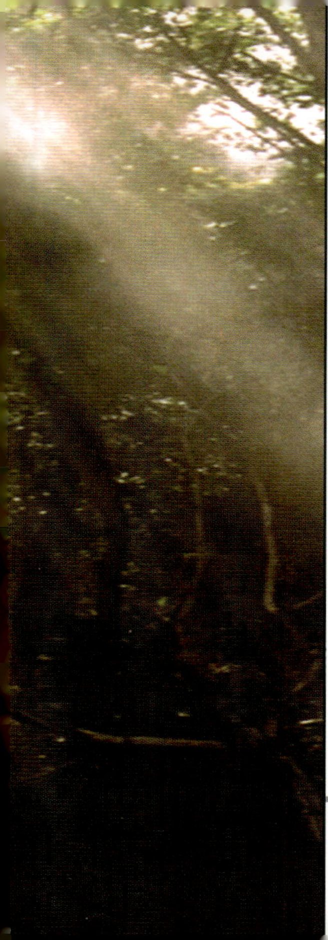

太陽の光のように、
知性が身体全体に染み渡るよう
心がけなさい。

ヨガとは、
自分自身を内側から
見つめるための鏡である。

怖れと疲れが心を閉ざす。
しかし、毅然とこれに立ち向かえば
勇気と自信がみなぎるだろう。

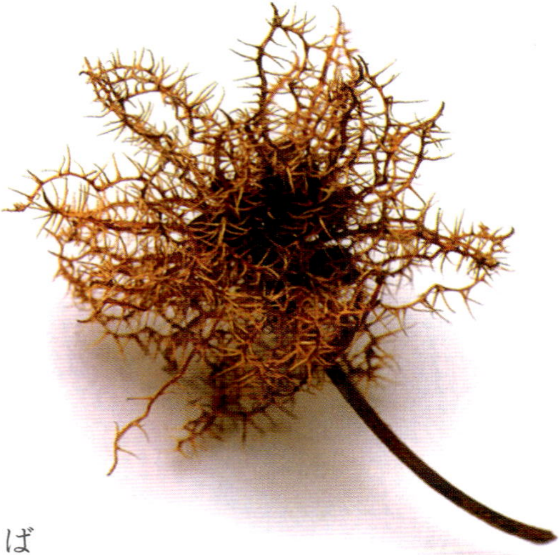

疑いや惑いがあれば
何もなしとげることはできない。

身体は左右対称であるべきだ。
ヨガとは左右の調和である。

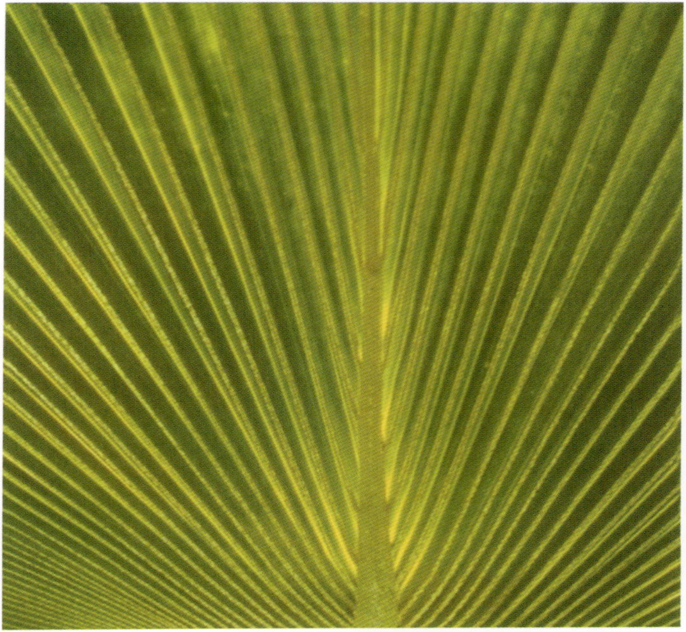

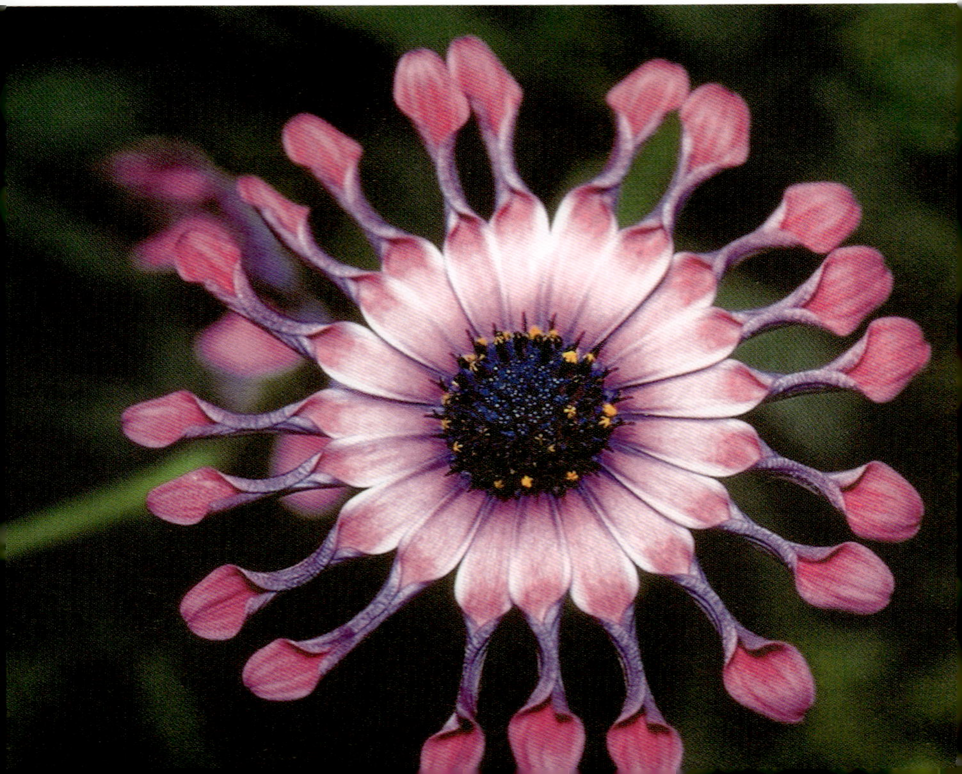

完璧は手に入れがたい。
それゆえ、努力を怠ってはならない。

完全なものなどどこにもないが、
いつでも努力することはできる。
そうすることによって生命が創造され
何事にも興味がわいてくるのだ。

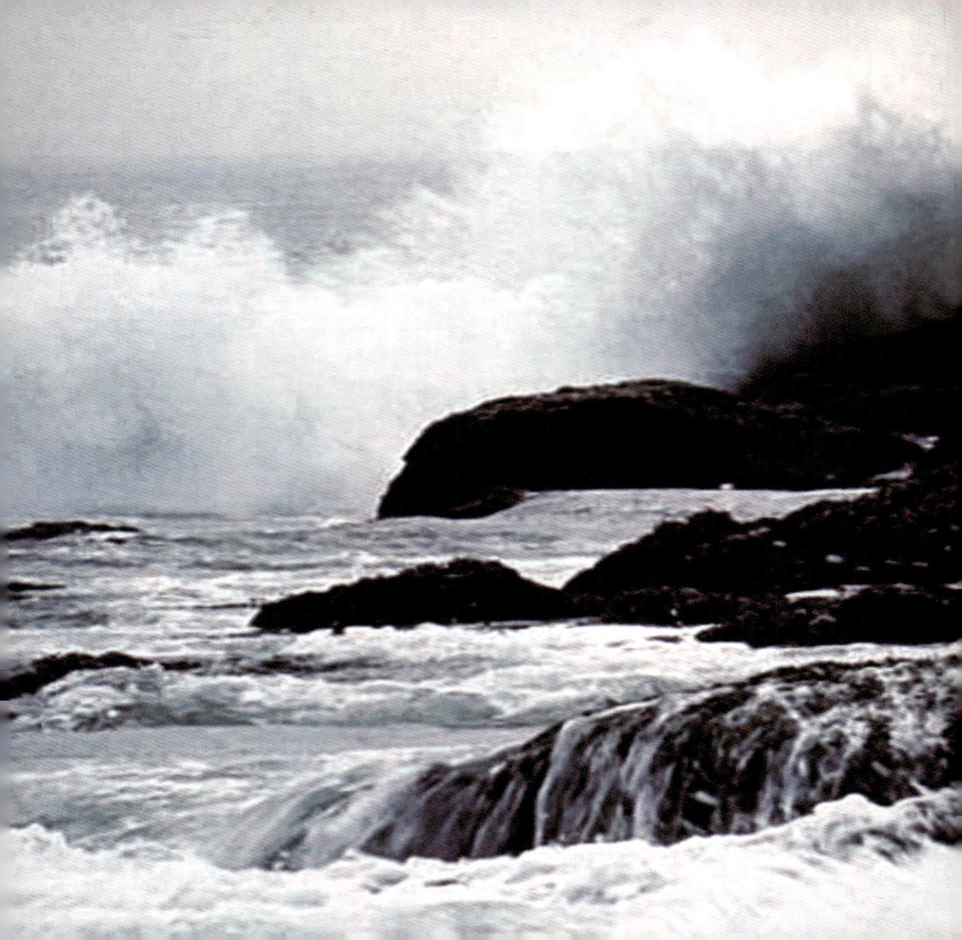

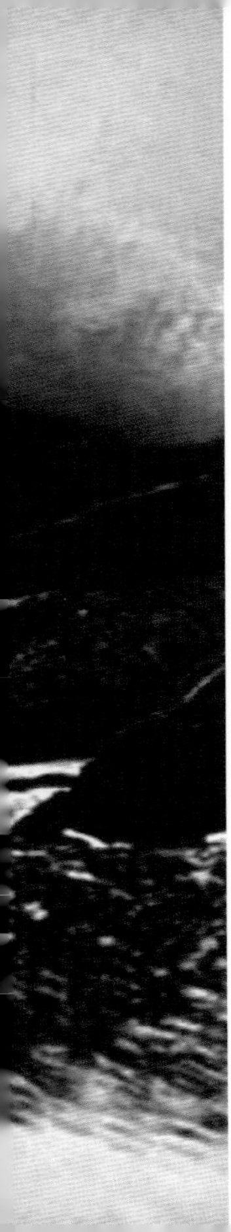

大洋は存在そのもの、
波濤は思考。
それゆえ存在は静かでも、
思考が音を立てるのだ。

動きがどこから始まったかを知らなければ、
その動きは不純なものになる。

目は知性の窓であり
耳は心の窓である。

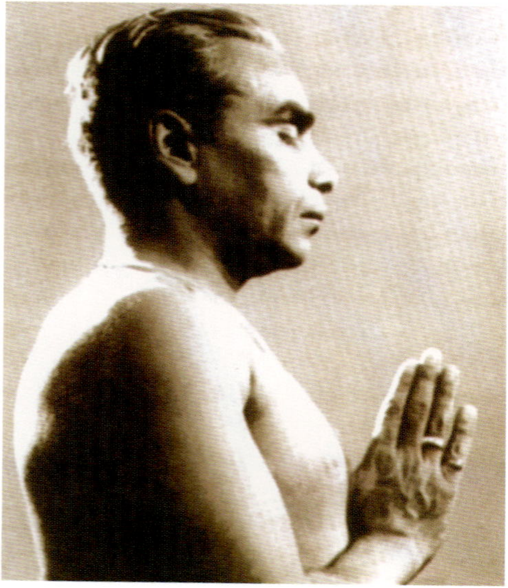

自分を知るとは
身体と心と魂を知ることだ。

痛みの哲学とは、それを克服すること。

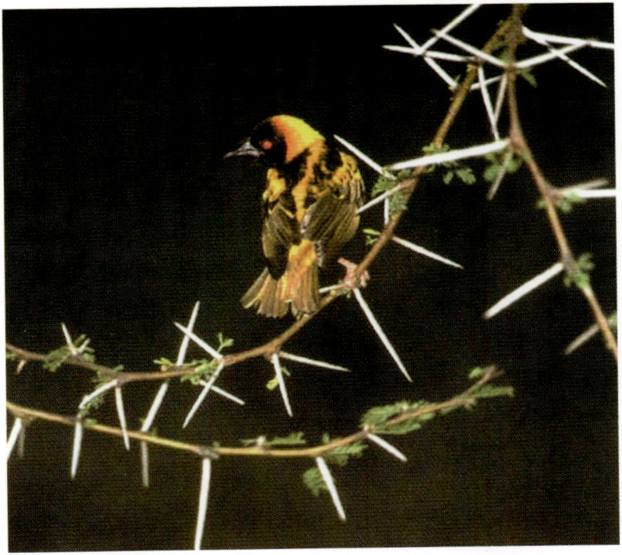

苦痛は訪れるが

それはあなたを暗闇から光明に導く師となる。

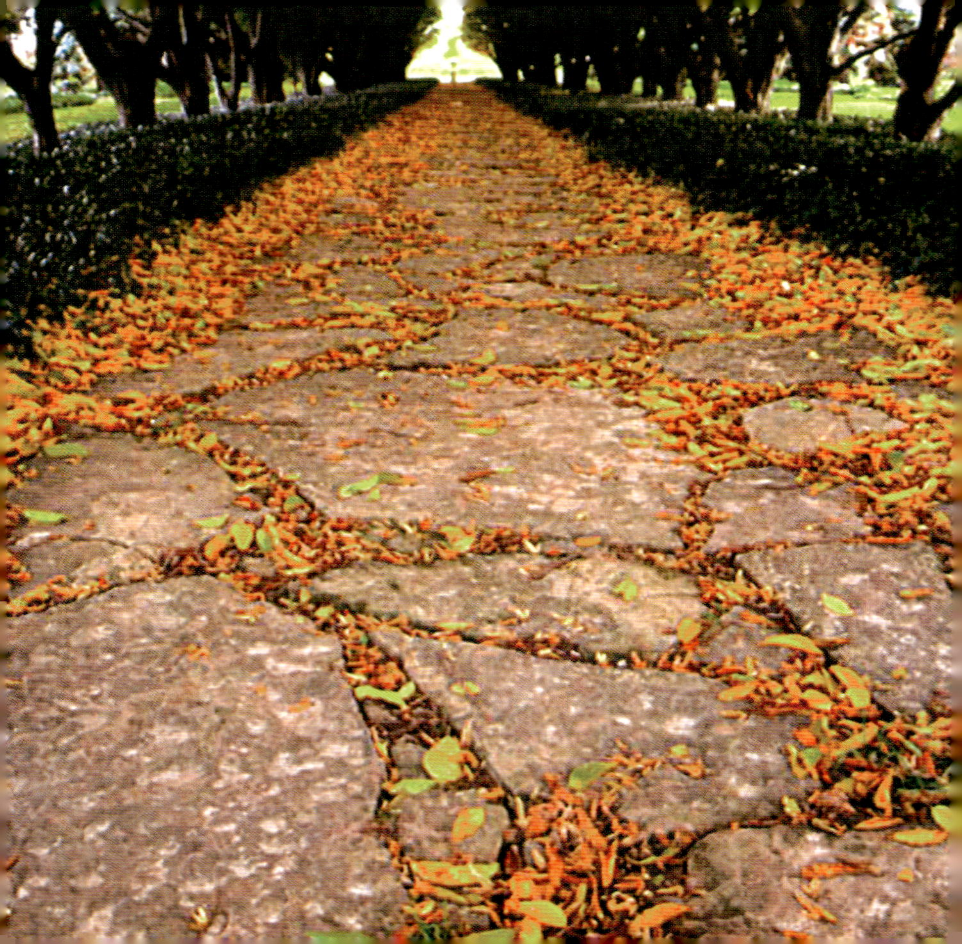

限られた知識から得られるものは
限られた経験だけである。

あらゆる経験を
踏み石として活用しなさい。

知識は簡単に手に入るが
知恵は努力しなければ身につかないものだ。

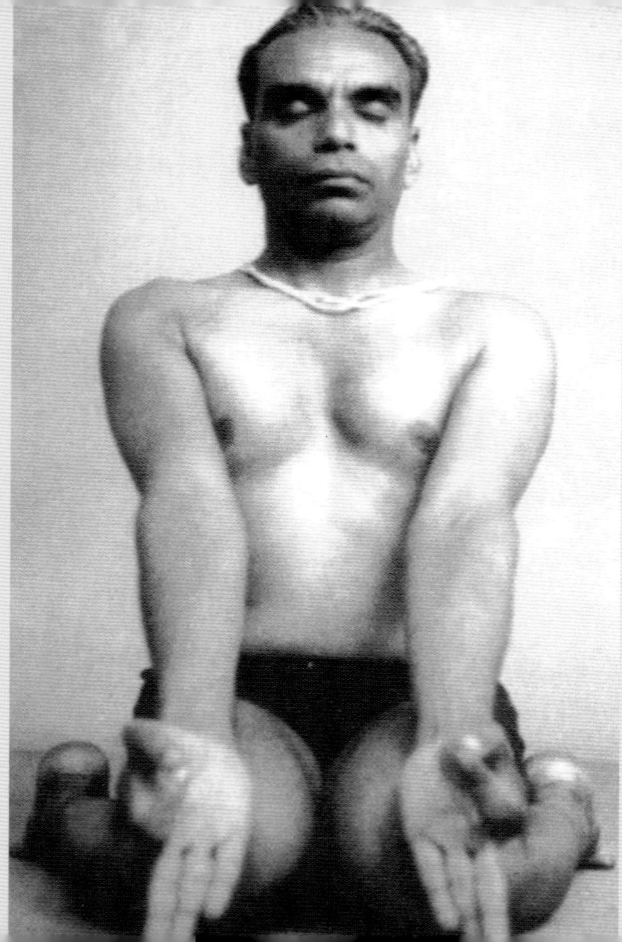

ヨガは誰にでもできる。
だがヨギと呼べる人間は
百万人に一人しかいない。

心が無垢で
しかも無知というのではない。
その状態が瞑想である。

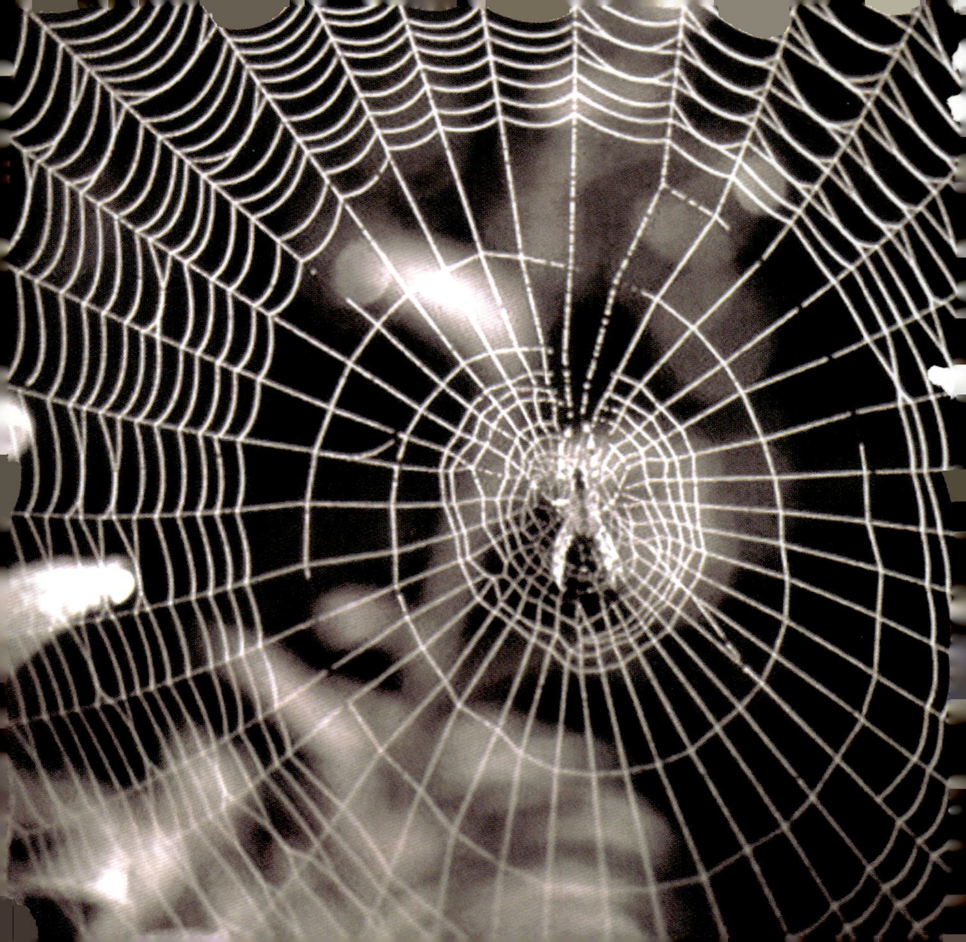

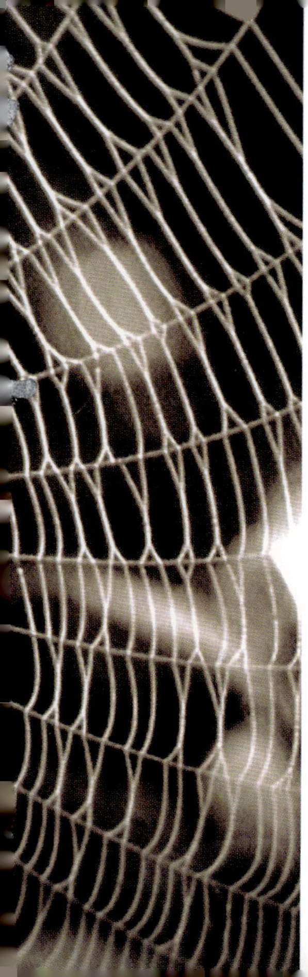

不断の修練こそ
ヨガの真髄である。

学ぶのは苦痛をともなうが
それでもなお献身的に
学び続けなさい。

人類に対する奉仕は神への奉仕でもある。
ヨガはそのためのよすがとなる。

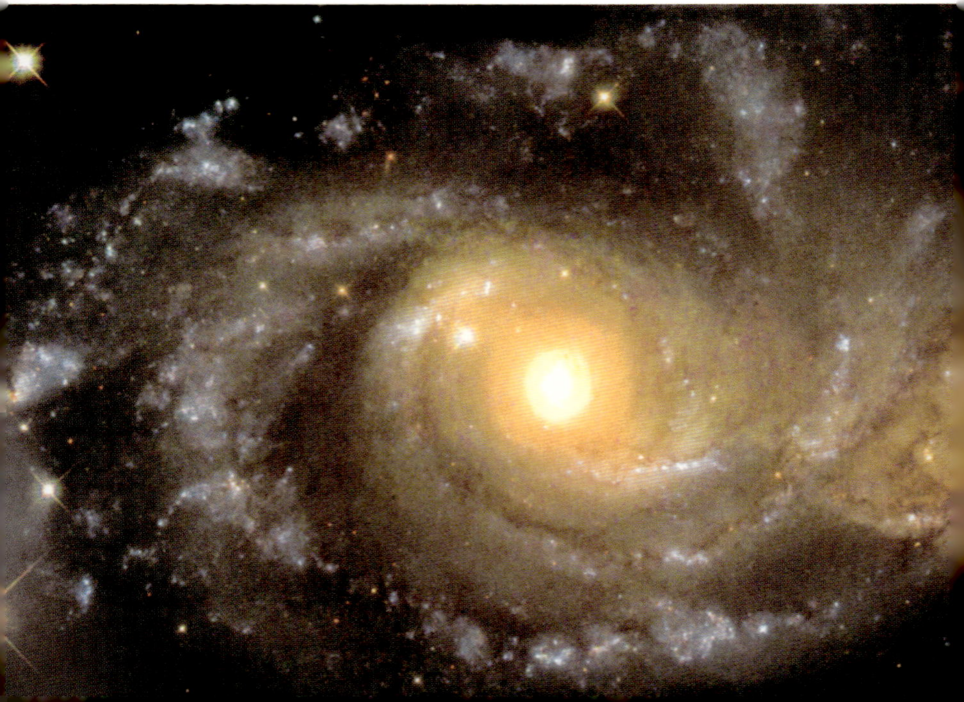

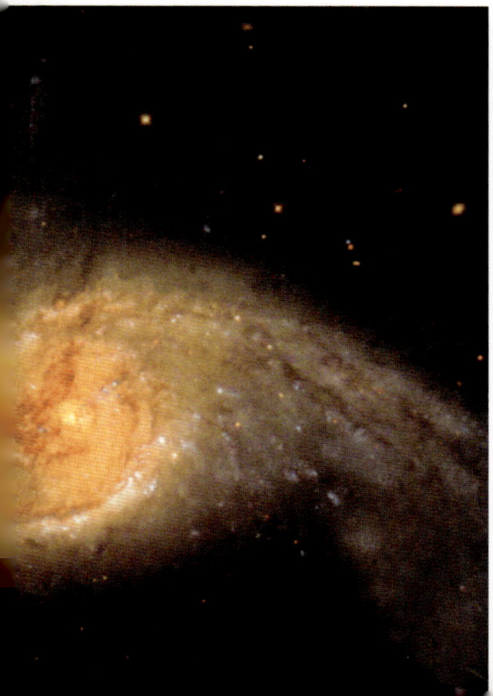

ヨガは万人のためにある。
一つの国や文化に
閉じ込めてしまえば、
宇宙の意志を
否定することになるだろう。

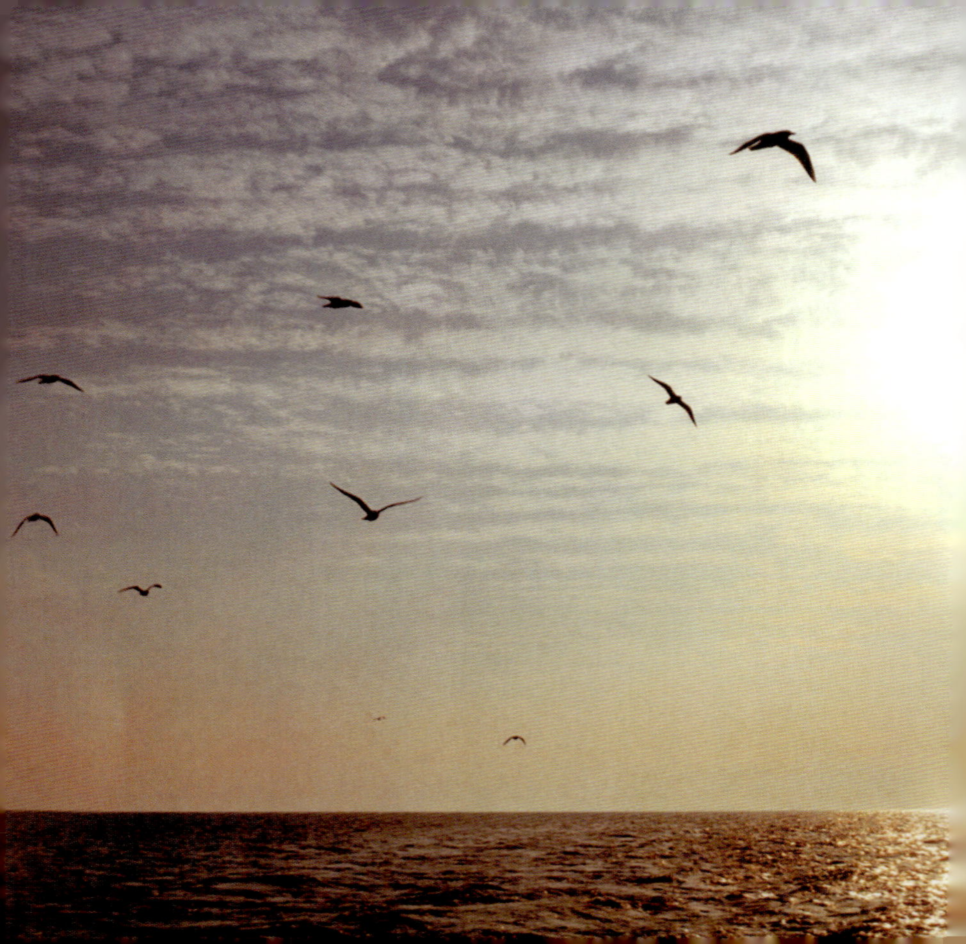

前向きの沈黙は
精神的なものであり、
そうでない沈黙は
情緒的なものである。

真の自由とは
規律ある自由のことだ。

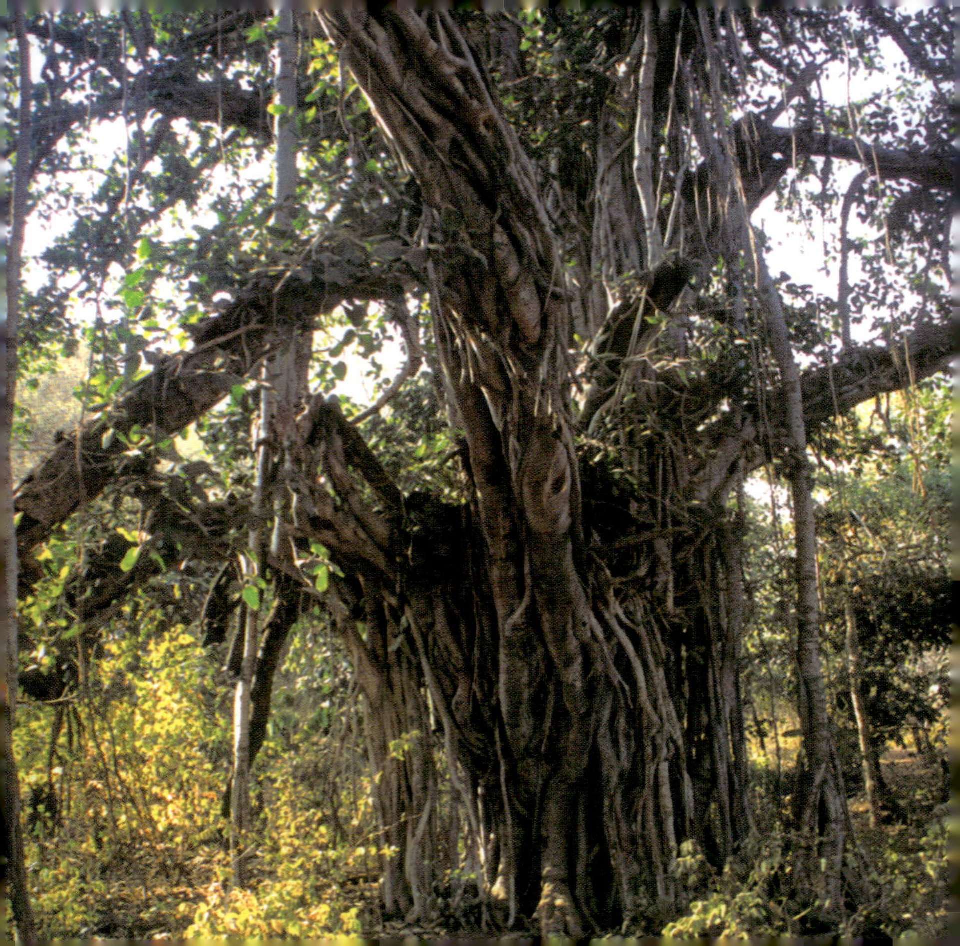

しっかりした身体
安定した情緒
曇りのない知性は、
瞑想への鍵となる。

瞑想とは晴れやかな至高の意識をいう。
そこに迷いや対立は存在しない。

過去にどうであったかは
重要ではない。
今の自分がどうであるかが
大切なのだ。

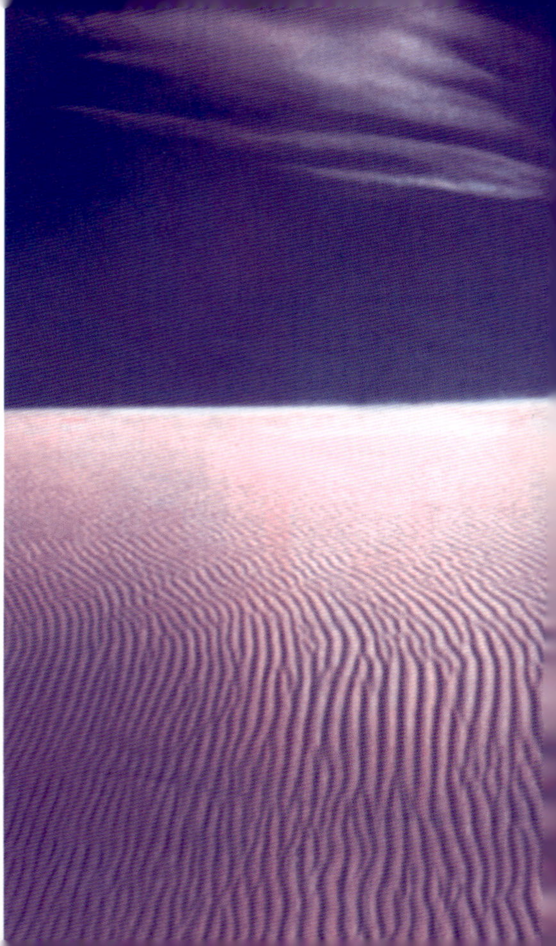

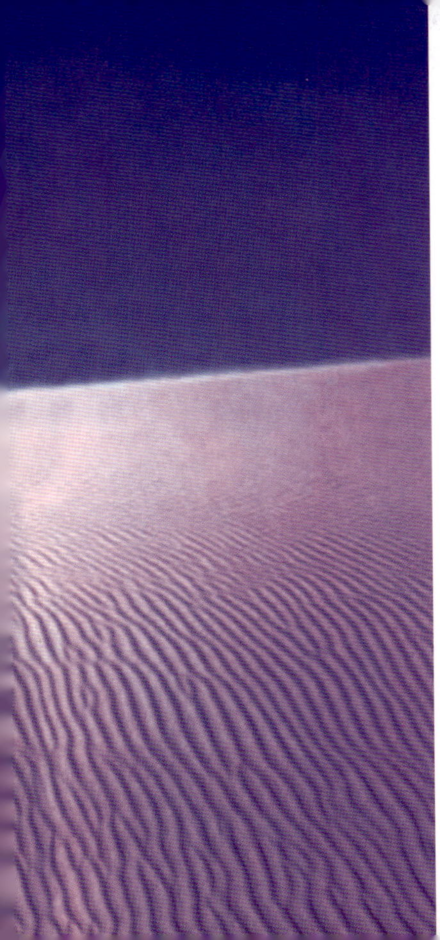

心に遮るものがなければ
魂《アトマ》は解放され、
一点の曇りもない水晶のように
光り輝く。
雑念から解放されたとき
サマーディの境地に至る。

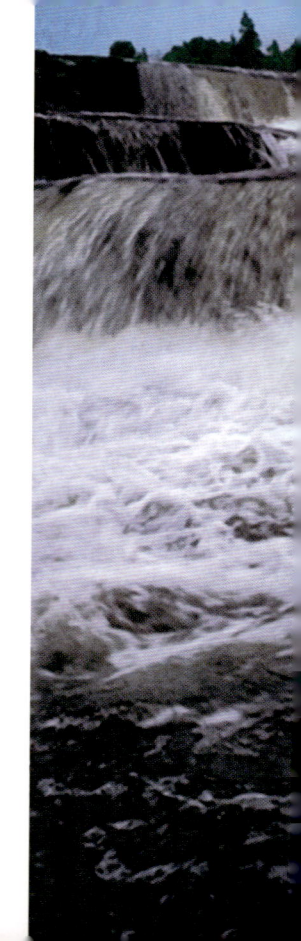

必要はどこで終わり
贅沢はどこから始まるのか。
それを知る者こそが敬虔な人である。

自分を磨くことができない人は
知性を過信し、自我が肥大している。

死を恐れるのは
人生を十全に生きてこなかったことを
恐れているからだ。

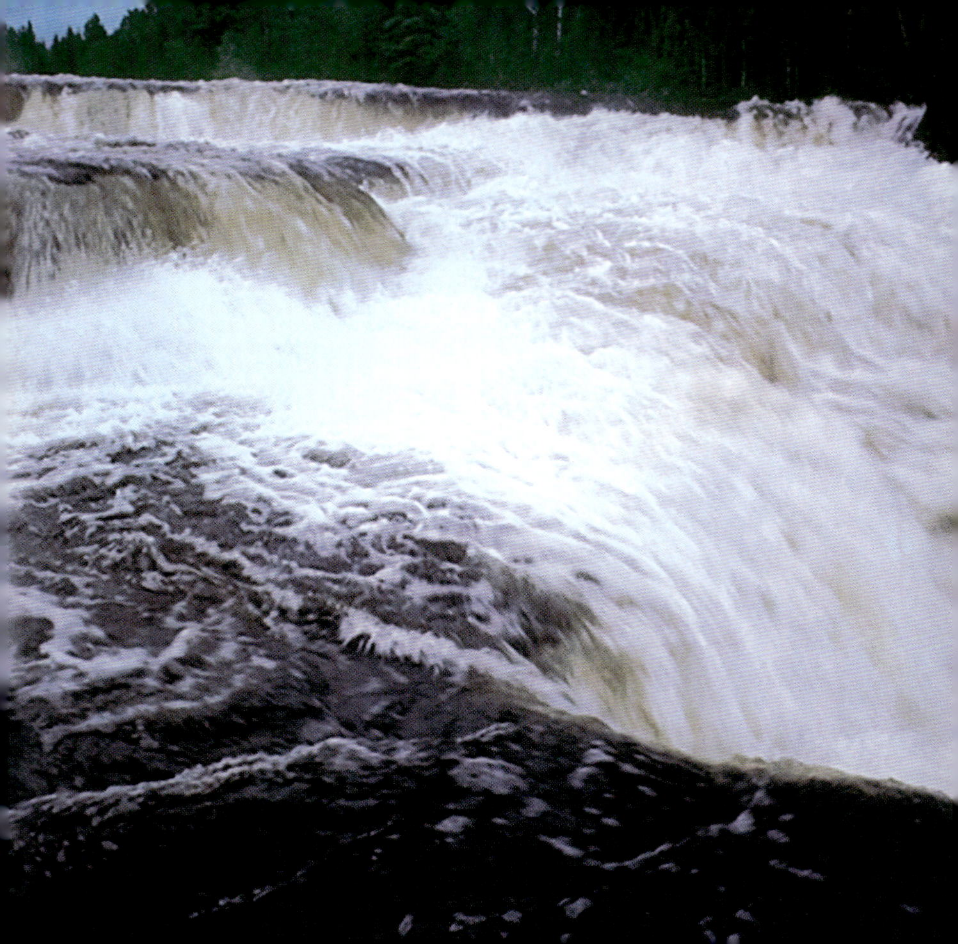

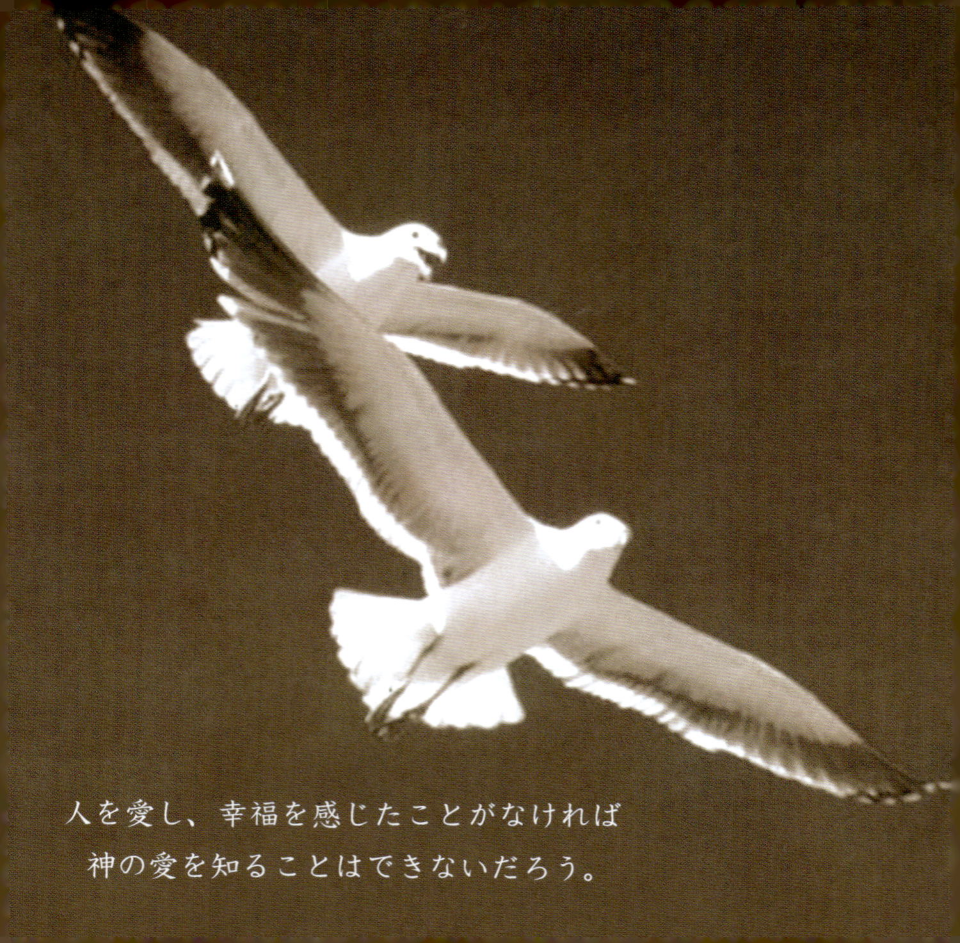

人を愛し、幸福を感じたことがなければ
神の愛を知ることはできないだろう。

健やかな身体は
心に平静をもたらす。

世界が平和であるためには、
まず自分という小さな国の
平和を築かなければならない。

身体は学び舎であり
教師はその内に存在する。

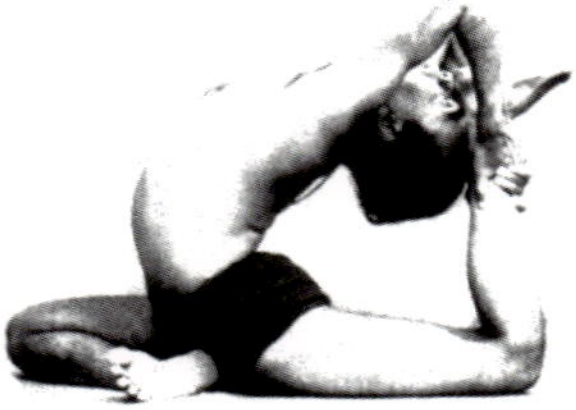

成功は
実践する者に訪れる。

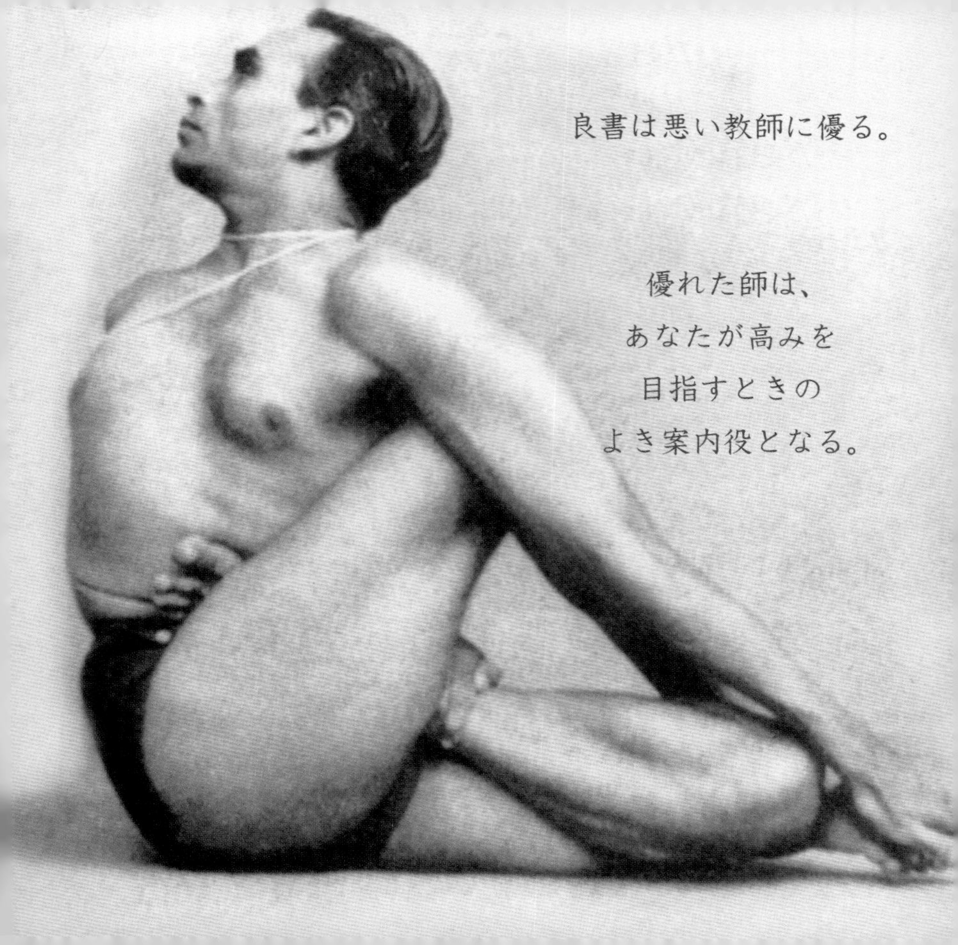

良書は悪い教師に優る。

優れた師は、
あなたが高みを
目指すときの
よき案内役となる。

魂の清らかさは、
焦りもなく
恐れもなく
思案もないところに現れる。

心を整え、身体を鍛えることで
私たちは魂の存在に
ようやく気がつくようになる。

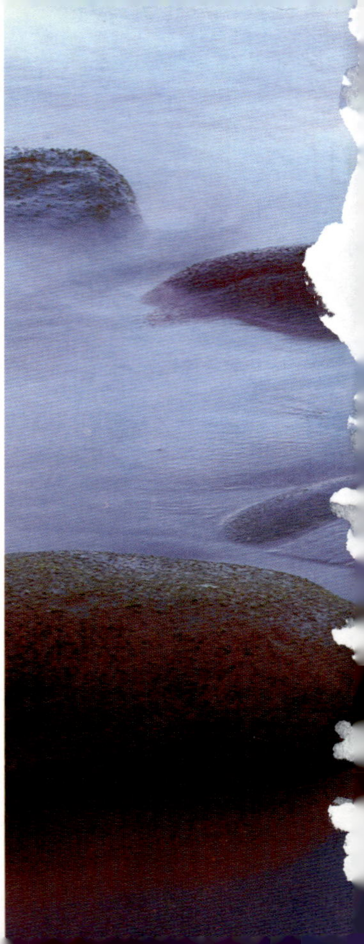

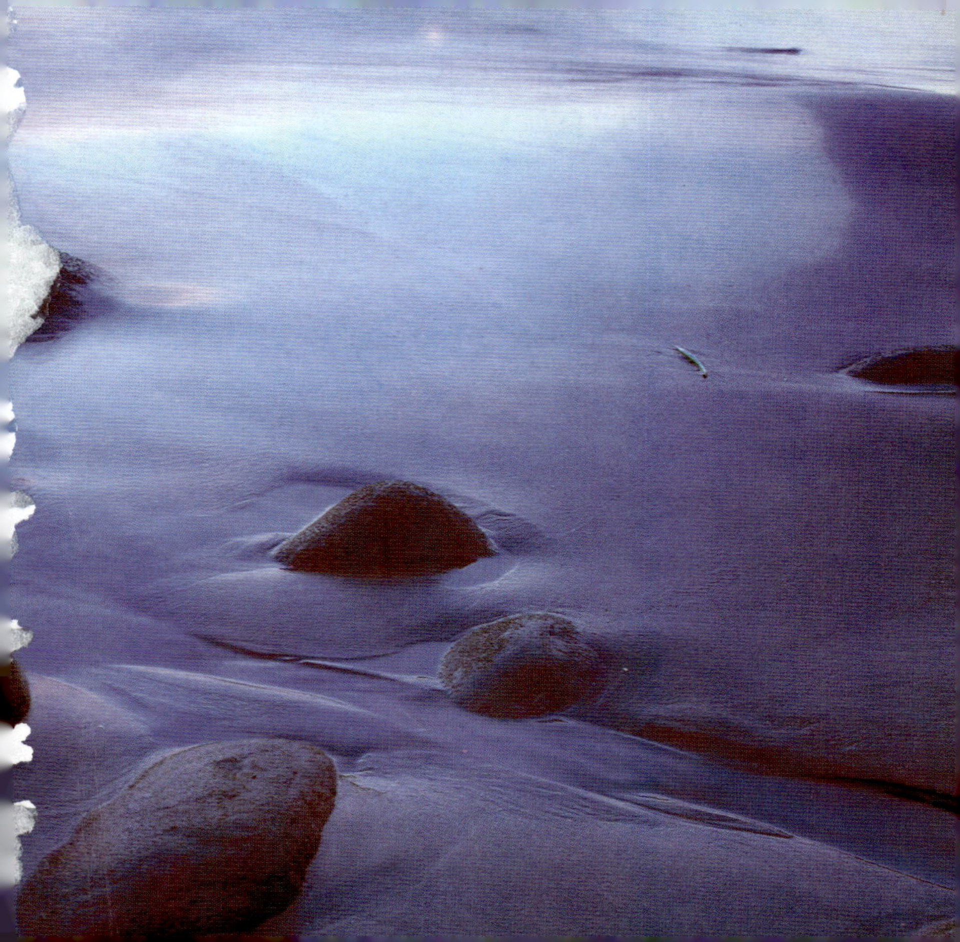

厳しい鍛錬と
謙虚な心が
精神の修業には
不可欠である。

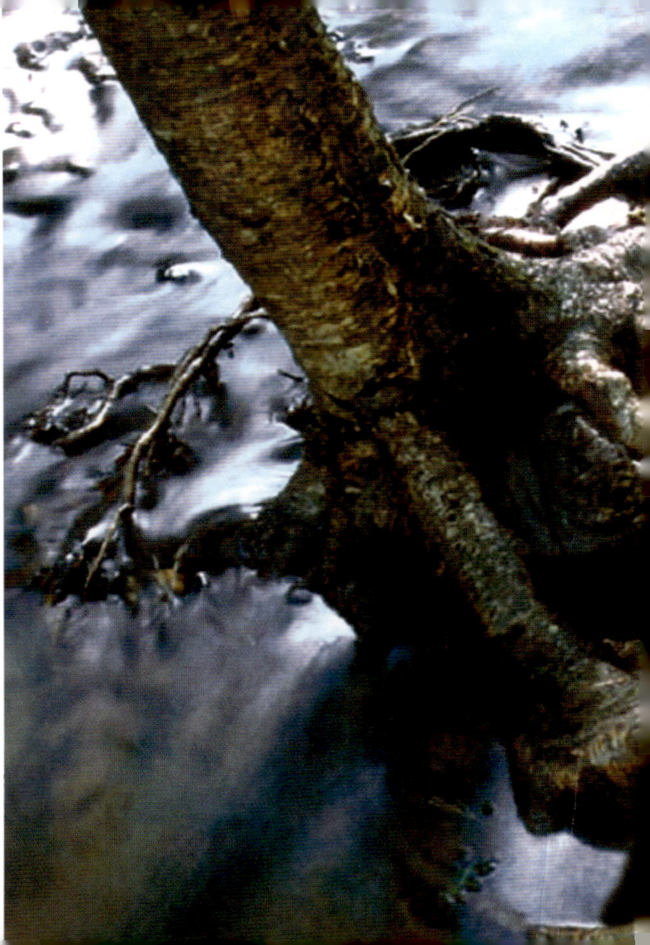

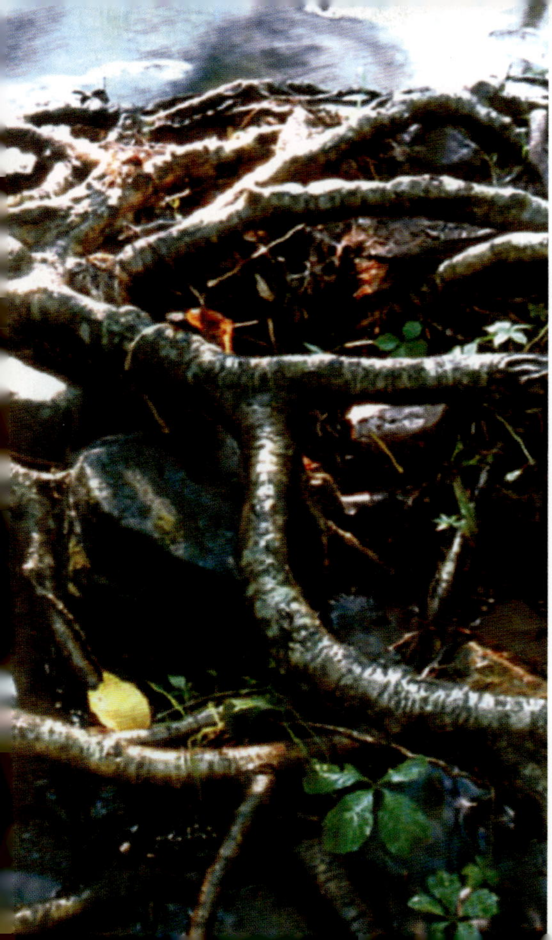

礎が堅固であれば、
建物はどんな揺らぎにも
耐えられる。
ヨガは
自己を確立するための
礎となる。

スペースは精緻をもたらし
精緻は自由をもたらす。
自由は真実《サティヤ》をもたらし
真実とは神である。

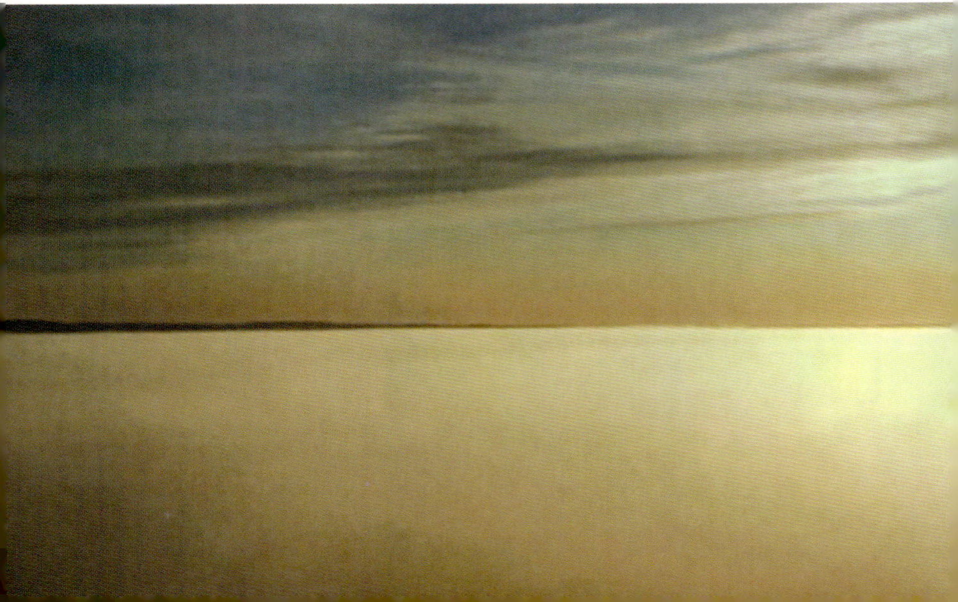

喜びや悲しみ、成功や失敗を経験しようとも

心穏やかであれ。

平穏に生きるとは

足るを知るということなのだ。

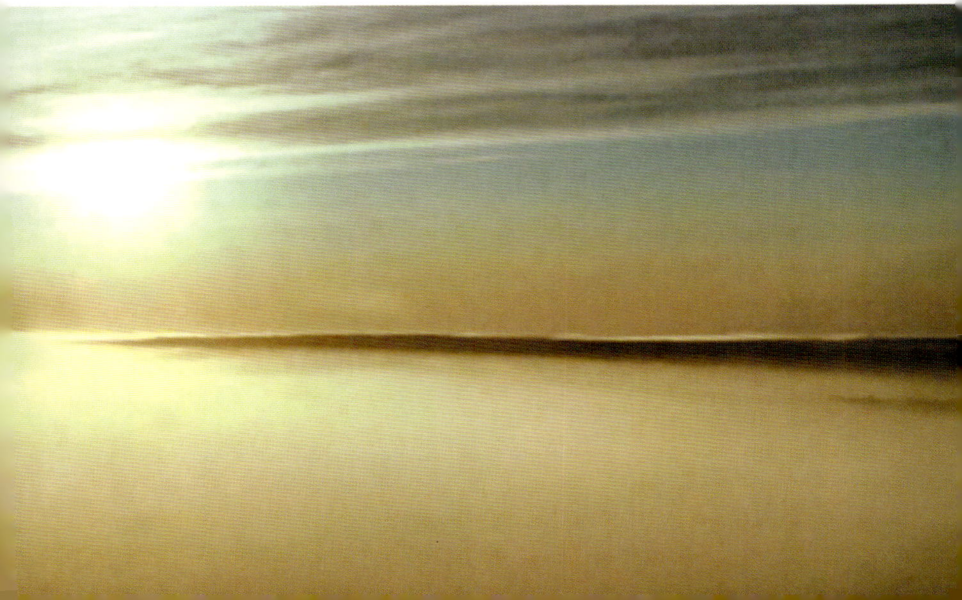

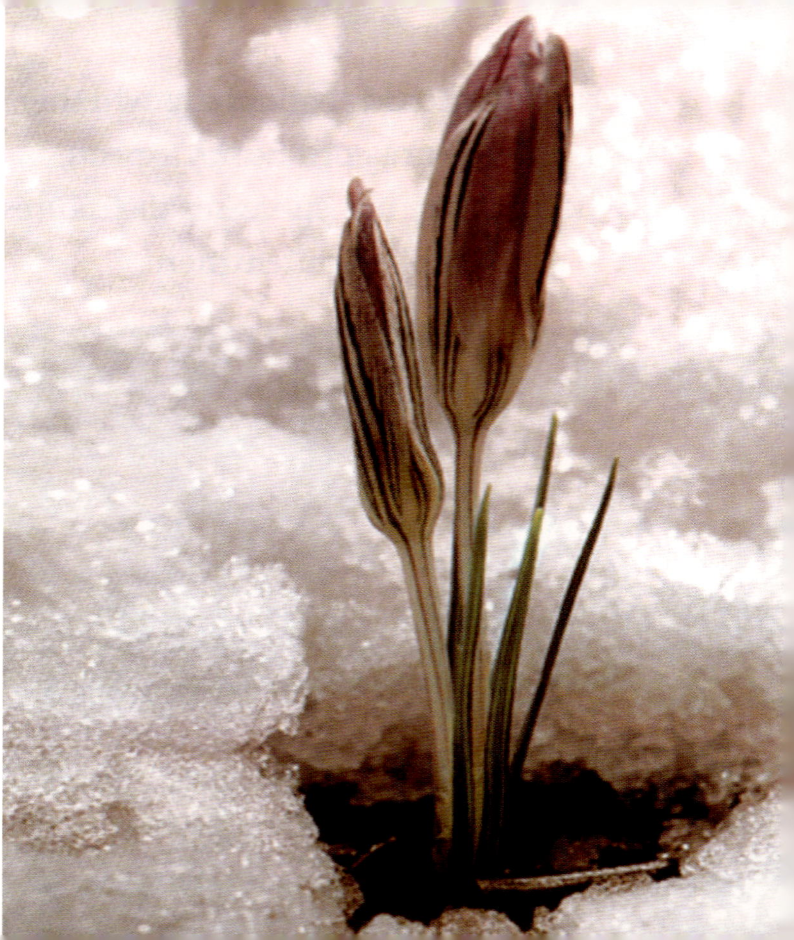

最小限を知りて最大限を行え。
そうすることで
限界を果てしないものにするのだ。

意志の力は
思念を超えたところにある。

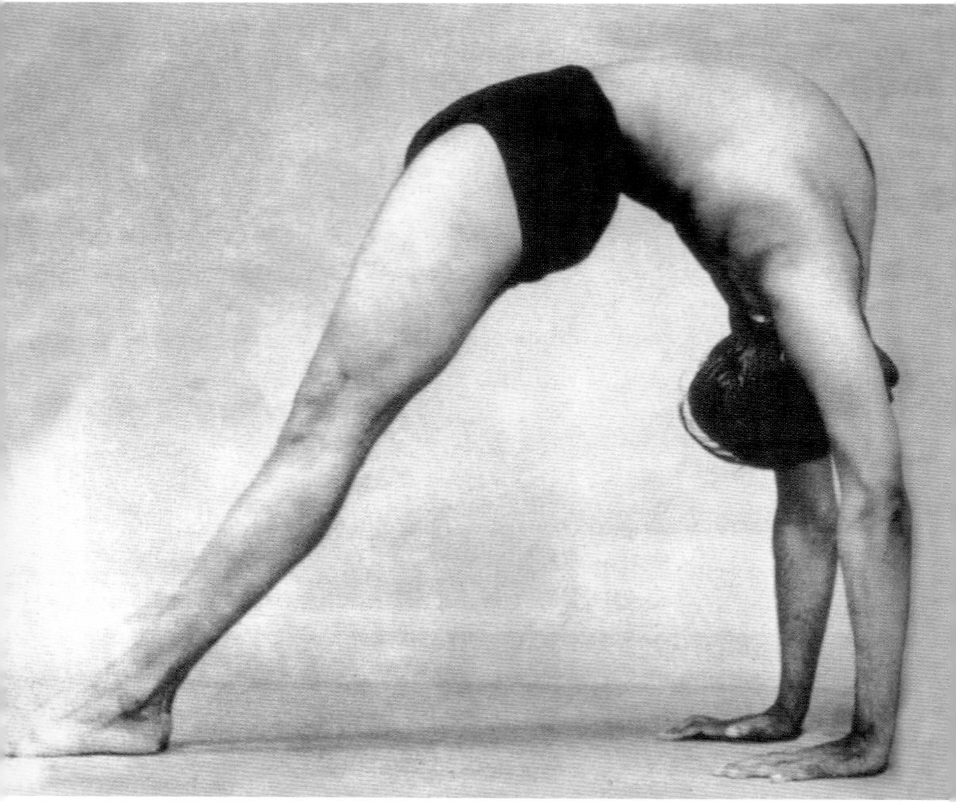

緊張が解けないうちは
身体的なヨガにすぎない。
脳が静められたときに
精神的なヨガになる。

ポーズが正しいと
軽やかさや解放感が味わえる。
重々しく感じるときは
何かが間違っているのだ。

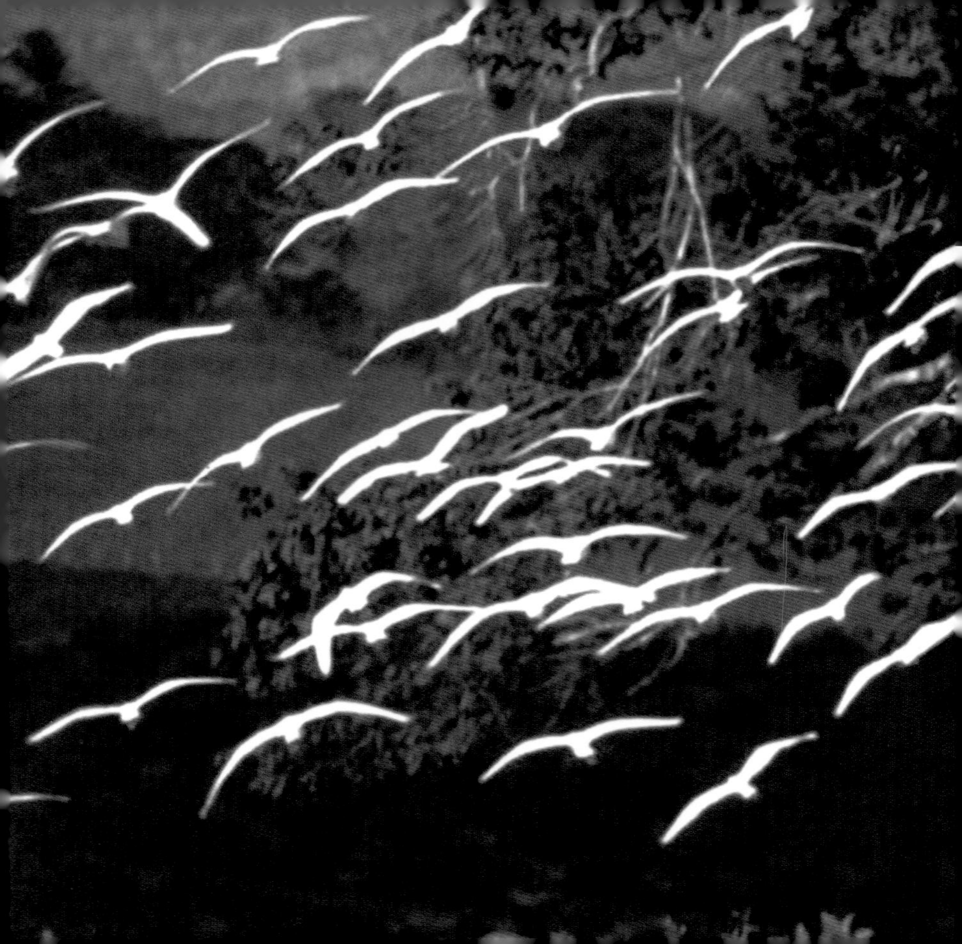

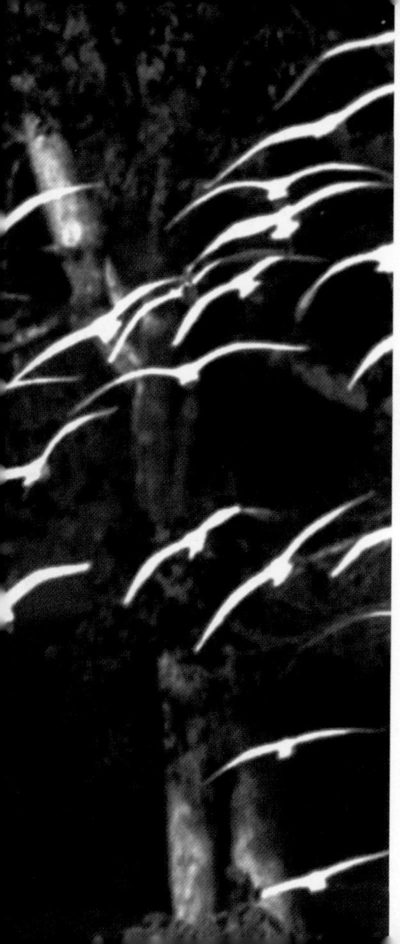

至高の感受性とは
英知の働きをいう。

人は怠惰に流れやすく、
溌溂と生きることは
極めて難しい。

脳が完全に静められると
身体は活発になる。

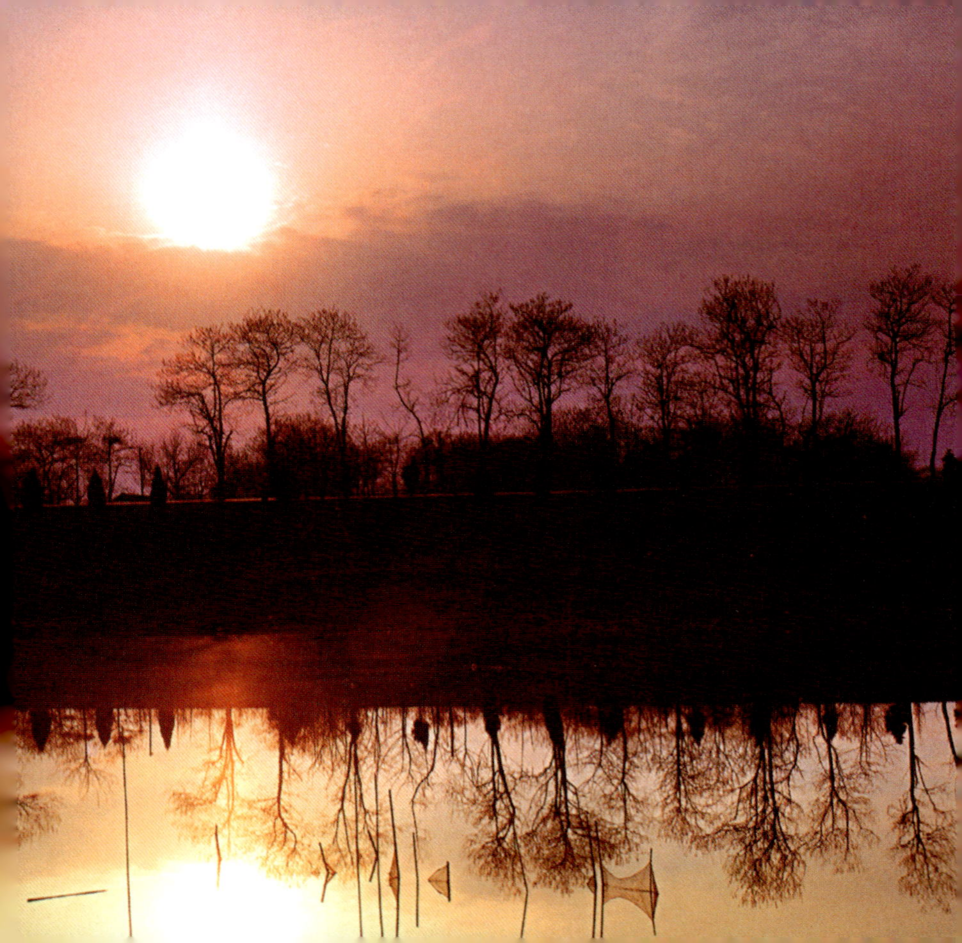

静かな湖面はまわりの美しい風景を映し出す。
心が穏やかであれば
内面の美しさは自然と滲み出てくる。

達成とは、
身体が困難に打ち勝つ過程で
実感できるものだ。

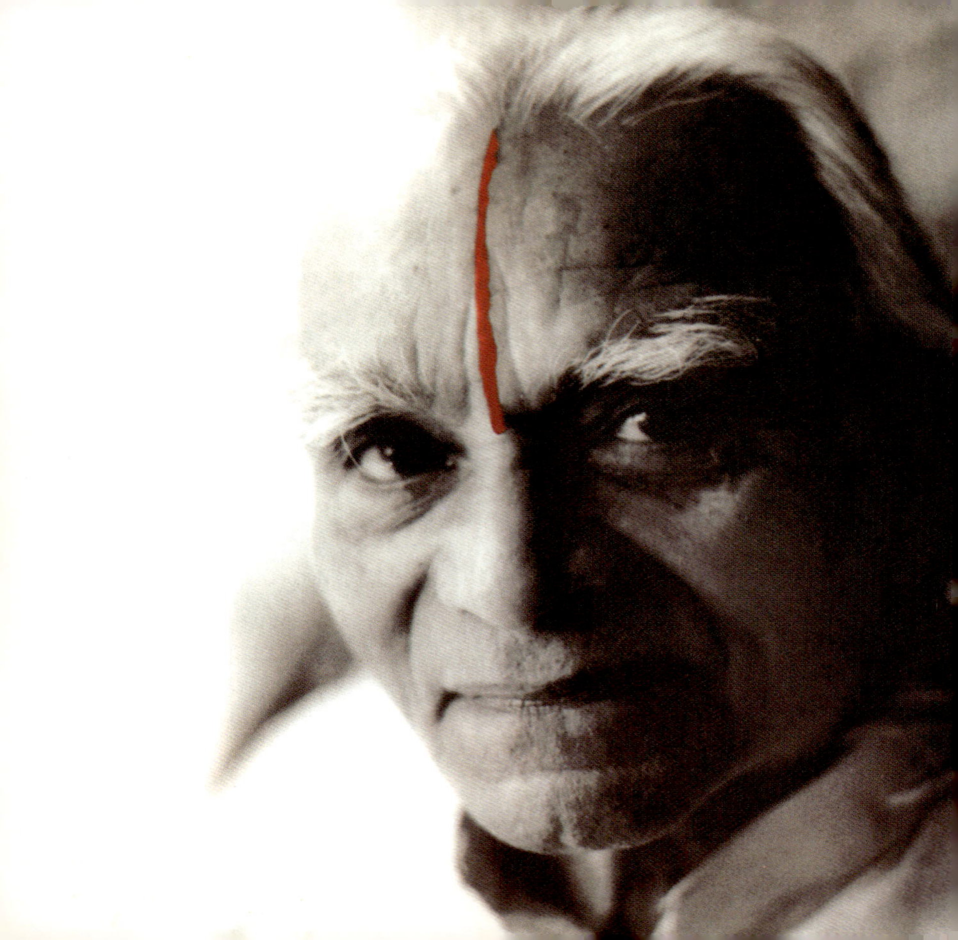

一つの目的に邁進せよ。

私の旅の終わりは
あなたがたの旅の始まりになるだろう。

B.K.S. Iyengar

編者の言葉——ニヴェディータ・ジョシー

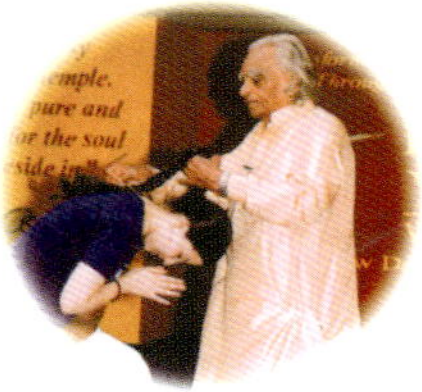

1996年にプーナの道場を訪れたときの私は、絶望にうちひしがれ、運に見はなされ、助けてくれる人もいなかった。自分が救われることなど決してないのだと信じ込んでいた。しかし、それまでの12年でぼろぼろになっていた私の自信は、グルジーのもとで学んだ12日間で瞬く間に回復した。私が感じていた痛みは、一筋縄ではいかない、とても強烈なものだった。身体が動けるようになってくると、その痛みは時に耐えがたいほどになった。いつも不平ばかり言っていた私は、ある時グルジーにこう訊ねた。「いつか治るときがくるのでしょうか？」この質問にグルジーはこう答えた。「ニヴェディータ、あなたの傷の５～10パーセントは、これからもよくなくなることはない。永遠に損なわれたのだ。しかし、治すことができなくとも耐えることはできる。そのことを忘れてはいけない。」落ち込んでいた私の心は、このたった一度の会話で前向きなものへと変わった。そしてそれ以来、グルジーの言葉は私の精神に大きな影響を与え続けた——道に迷ったときには進むべき方向を示し、心の平穏をもたらしてくれるようになったのだ。

ここにおさめた108の言葉は、私にとってはジャパ〔祈り〕のようなものです。このジャパを繰り返しながら、グルジーの末永いご多幸とご活躍を祈念いたしております。

アイアンガー 108の言葉 2013年６月25日 第１版第１刷発行

編 者 ニヴェディータ・ジョシー
訳 者 柳生直子

発行者 中村 浩
発行所 株式会社 白揚社
〒101-0062 東京都千代田区神田駿河台 1-7
電話 03-5281-9772 振替 00130-1-25400
装 幀 岩崎寿文
印 刷 株式会社工友会印刷所
製 本 中央精版印刷株式会社

ISBN 978-4-8269-7153-9